Handbuch der experimentellen Pharmakologie

Handbook of Experimental Pharmacology

Heffter-Heubner   New Series

Herausgegeben von/Edited by

O. Eichler   **A. Farah**   **H. Herken**   **A. D. Welch**
Heidelberg   Syracuse, N. Y.   Berlin   New Haven, Conn.

Vol. XXI

Springer-Verlag Berlin Heidelberg GmbH 1966

Beryllium

Von

Georg Kimmerle

Mit 20 Abbildungen

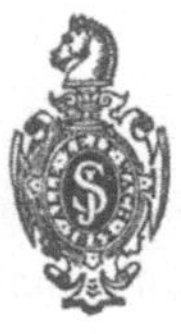

Springer-Verlag Berlin Heidelberg GmbH 1966

Anschrift des Verfassers:

Dr. med. Georg Kimmerle, Farbenfabriken Bayer AG.
56 Wuppertal-Elberfeld, Friedrich-Ebert-Straße 217

Library of Congress Catalog Card Number AGR 25-699

ISBN 978-3-662-21666-8   ISBN 978-3-662-21665-1 (eBook)
DOI 10.1007/978-3-662-21665-1

Titel-Nr. 5730

Vorwort

Das Leichtmetall Beryllium und seine Verbindungen wurden bisher im „Handbuch der experimentellen Pharmakologie" noch nicht bearbeitet, da experimentelle Untersuchungen erst seit ca. 1933 aufgrund von gewerblichen Schädigungen durchgeführt wurden. Diese Untersuchungen hatten alle im wesentlichen das Ziel, die Wirkungen des Beryllium und seiner Verbindungen im Organismus zu verfolgen, um die Pathogenese der Beryllium-Erkrankungen beim Menschen festzustellen und über die Gefährlichkeit dieses Elementes für die Menschen etwas aussagen zu können. Aus diesem Grund werden in den folgenden Ausführungen mehr gewerbehygienisch-toxikologische Probleme als pharmakologische beschrieben.

Die gesamte einschlägige Literatur wurde bis zum Sommer-Herbst 1964 eingesehen und in der Arbeit verwertet. Das Literaturverzeichnis wurde in 3 Teile zerlegt:

    A. Literatur über experimentelle Arbeiten
       (Kapitel 1—12)

    B. Erkrankungen beim Menschen
       (Kapitel 13)

    C. Industrielle, hygienische Betrachtungen
       (Kapitel 14)

Der Kekulé-Bibliothek in Elberfeld und Leverkusen bin ich für die Besorgung der Literatur zu Dank verpflichtet. Für die Ratschläge und die Mithilfe bei der Abfassung des Manuskriptes danke ich meinem Chef, Herrn Professor Dr. med. Gerhard Hecht, Leiter des Institutes für Toxikologie der Farbenfabriken Bayer A.G., Wuppertal-Elberfeld, recht herzlich.

Wuppertal-Elberfeld, den 1. 7. 1965   G. Kimmerle

Inhaltsverzeichnis

1. Einleitung

Das Beryllium und seine Verbindungen gewannen in der Industrie erst eine Bedeutung, als COPEAU 1919 und STOCK und GOLDSCHMIDT 1921 eine praktische Methode der Beryllium-Gewinnung aus Beryll entwickelt hatten. Über gewerbliche Schädigungen in der Beryllium herstellenden und verarbeitenden Industrie berichteten WEBER und ENGELHARDT bereits 1933. Diesen Beobachtungen folgten dann in großem Umfange die meisten Mitteilungen über die akuten und chronischen Beryllium-Erkrankungen aus den USA und Rußland. In Deutschland (5. VO 26. 7. 52) und in mehreren anderen Ländern werden die Beryllium-Erkrankungen zu den Berufskrankheiten gerechnet.

a) Geschichte des Beryllium

Die ältesten bekannten Beryllium-Verbindungen sind die Edelsteine Smaragd und Beryll. Man hielt diese jahrhundertelang für verschiedene Mineralien. Dem Franzosen HAUTRY gelang aber dann der Nachweis, daß beide Stoffe die gleichen physikalischen und kristallographischen Eigenschaften besitzen. Der Smaragd ist nur eine gefärbte Abart des Beryll. Als 1798 VAUQUELIN aus Beryll Berylliumoxid und einige wasserlösliche Berylliumsalze erstmals herstellte, bemerkte er, daß die letzteren einen süßlichen Geschmack aufweisen. Daher stammt die noch heute in Frankreich übliche Bezeichnung „Glucinium". 1828 stellte Fr. WÖHLER durch Reduktion von Berylliumchlorid und Kalium das reine Metall her.

b) Vorkommen

Der Berylliumanteil an der oberen Erdkruste beträgt nur etwa 1/200000. Beryllium kommt in der Natur wegen seines unedlen Charakters nur in Form von Verbindungen (in ca. 14 Mineralien) vor, wird aber fast ausschließlich aus dem Beryll

$$3 \text{ BeO} \cdot \text{Al}_2\text{O}_3 \cdot 6 \text{ SiO}_2, \text{ (hexagonal, holoedrisch)}$$

gewonnen. Der Beryll findet sich in größeren Mengen in der USSR, den USA, Indien, Kolumbien, Brasilien, Südwestafrika, Südafrika, Argentinien und Madagaskar.

Ein sehr geringer Anteil an Beryllium ist auch im menschlichen Organismus vorhanden. So fanden BERTHA, MALISSA und POHL (1951 a, b) an Leichenmaterial im Gehirn Beryllium spektroskopisch. Die Organe eines an einem Unfall verstorbenen Mannes wurden von FORBES, HOOPER und MITCHELL (1954) auf den Beryllium-Gehalt analysiert. Die Ergebnisse waren in γ Be/g Frischgewicht:

Haut: —; Skelet: 0,0004; Muskel: 0,00006; Leber: 0,001; Herz: 0,0004; Lunge: 0,0004; Niere: 0,000042; Magen-Darm-Kanal: 0,004; Fettgewebe: 0,0004. In 20 mg-Portionen veraschten (400—450° C) Blutes von 120 gesunden Personen konnten VOLODKO und PRISTUPA (1962) durchschnittlich 0,0006 % Beryllium nachweisen.

Im Plankton des Schwarzen Meeres enthält Chaetoceras curvisetus $1,5—3,0 \times 10^{-4}$ % Beryllium. Auch in Calanus helgolandicus und Anomalocera pontella ist Beryllium nachweisbar (VINOGRADOVA und KOVALJSKII, 1962).

c) Chemische Eigenschaften

Beryllium (Be), ein silberweißes, glänzendes, hartes Metall mit der Ordnungszahl 4, einem Atomgewicht von 9,013 und einem spezifischen Gewicht von 1,86, ist stets zweiwertig. Sein Schmelzpunkt liegt bei 1285° C, der Siedepunkt bei 2970° C. Nach Beschuß mit Protonen entsteht unter starker Energieentwicklung das Lithium-Isotop ^{6}Li.

Die wichtigsten Beryllium-Verbindungen sind: Berylliumchlorid ($BeCl_2$), Berylliumhydroxid ($Be(OH)_2 \cdot H_2O$), Berylliumoxid (BeO), Berylliumsulfat ($BeSO_4$), Berylliumnitrat ($Be(NO_3)_2$), Berylliumcarbonat ($BeCO_3$), Berylliumfluorid (BeF_2), Berylliumsilicofluorid ($BeSiF_6$), Beryllium-Mangan-Silikat ($BeMn(SiO_3)_2$), Berylliumsilikat ($BeSiO_3$) und die Berylliumphosphate ($Be_3(PO_4)_2$, $BeHPO_4$).

d) Anwendung

Beryllium wird zu Röntgenfenstern und -röhren verarbeitet, da es die Röntgenstrahlen 17 mal besser durchtreten läßt als Aluminium. Die Härte, Festigkeit und Temperaturunempfindlichkeit sowie Korrosionsbeständigkeit von Kupfer, Aluminium, Nickel, Kobalt und Eisen wird durch Zulegierung von Beryllium außerordentlich gesteigert, und solche Legierungen werden deshalb für Automobilmotoren, Uhren, chirurgische Instrumente und Meßinstrumente verwendet. In kleineren Reaktoren kann Beryllium anstelle von Graphit oder schwerem Wasser als Moderator verwendet werden. Bei der Herstellung künstlicher radioaktiver Elemente dient das Beryllium als wichtige Quelle der hierbei benötigten Neutronen, die es bei der Einwirkung von a-Strahlen aussendet. Da einige Beryllium-Verbindungen stark fluoreszieren, werden sie als Leuchtpulver für Fluoreszenslampen und Reklame-Leuchtröhren mit Neonlicht verwendet. Beryllium wird für alle Leuchtröhren verwendet, die weiße, gelbe oder rosa Farbtöne erzeugen. In der Textilindustrie wird Beryllium als Alginat zur Herstellung von Fasern aus Seetang benutzt. Beryllium wird auch in die „Nase" von Raketen eingebaut, da es sehr unempfindlich gegenüber den beim Eintreten in die Atmosphäre auftretenden hohen Temperaturen ist (KAUFMAN, 1959).

2. Wirkung auf Fermente

a) Alkalische Phosphatase

Längerdauernde Beryllium-Einwirkung bewirkt unter anderem auch eine Schädigung des Skeletsystems. GUYATT, KAY und BRANNION (1933), JACOBSON (1933), KAY und SKILL (1934), SOBEL, GOLDFARB und KRAMER (1935) und JONES (1938) konnten in Tierversuchen Rachitis erzeugen, wenn sie den Tieren einen Zusatz von 0,5 % $BeCO_3$ im Futter längere Zeit verabreichten. Obwohl zunächst angenommen wurde, daß wegen der geringen Löslichkeit von Berylliumphosphat eine Resorption des Phosphates durch die Darmwand stark verhindert wird und es so zu einem Phosphatmangel im Organismus kommt, wurde auch vermutet, daß bei der Beryllium-Wirkung auf den Knochen noch ein lokaler Faktor eine Rolle spielt. Dabei zeigte sich dann in weiteren Untersuchungen, daß die Störungen der normalen Ossifikation auf einer Einwirkung des Be^{2+} auf die Aktivität der alkalischen Phosphatase beruhen. CLOETENS (1941), der den Einfluß verschiedener Metalle auf die alkalische Phosphatase in vitro untersuchte, fand eine Inaktivierung des Emzyms durch eine 10^{-3} molare $BeCl_2$-Lösung. GREENSTEIN, CARTER,

CHALKLEY und LEUTHART (1945) beobachteten eine Hemmwirkung des Be^{2+} auf die Bildung von Ammoniak und anorganischem Phosphat von Nucleinsäuren durch rohe Gewebsextrakte.

Genauere Versuche über den Mechanismus der Hemmwirkung des Be^{2+} auf die alkalische Phosphatase wurden dann von KLEMPERER, MILLER und HILL (1949) und KLEMPERER (1950) durchgeführt. Es wurde der Einfluß von steigenden Be^{2+}-Konzentrationen auf die Spaltung von Natrium-β-glycerinphosphat in Veronal-Puffer durch die alkalische Phosphatase der Schweineniere in vitro untersucht.

Es zeigte sich (Abb. 1), daß Be^{2+} in Konzentrationen bis zu 10^{-6} Mol eine erhebliche Hemmung des Enzyms verursacht. Bei einer Be^{2+}-Konzentration von 10^{-5} Mol erreichte die Hemmung ein Maximum von 60,4 %. In Abwesenheit von Be^{2+} bewirkte ein Zusatz von 0,01 Mol Mg^{2+} eine Erhöhung der Phosphataseaktivität auf 220 %. Wurde das Ferment vorher durch 10^{-5}

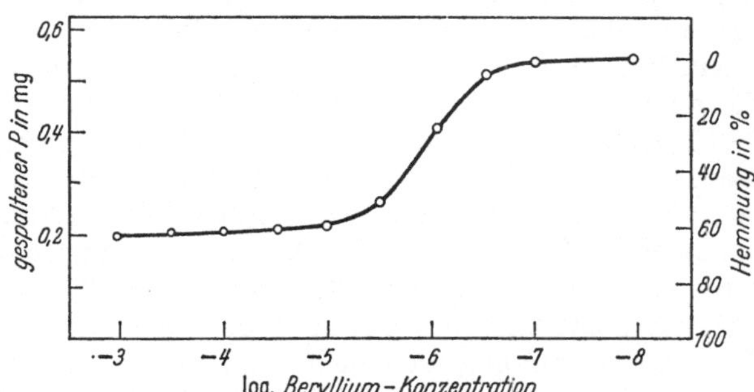

Abb. 1. Hydrolyse von Na-β-Glycerophosphat durch Nierenphosphatase bei pH 9,6 in Gegenwart von verschiedenen Beryllium-Konzentrationen. (KLEMPERER, MILLER und HILL, 1949)

Mol Be^{2+} teilweise gehemmt, so betrug der Anstieg der Ferment-Aktivität nach Zugabe der gleichen Menge von Mg^{2+} nur noch 120 %. Die prozentuale Hemmung der Fermentaktivität durch Be^{2+} war somit in Gegenwart von Mg^{2+} größer. Die gelegentlich auftretende Erhöhung der Enzymaktivität durch geringe Be^{2+}-Konzentrationen (10^{-7} und 10^{-8} Mol/l) konnte von den Autoren nicht erklärt werden. Ein Zusatz von 1 mMol Glycin hatte keinen Einfluß auf die Be^{2+}-Hemmwirkung. Aus den Versuchen mit Veränderung des pH im Medium einen Rückschluß auf die chemische Form, in der Beryllium auf die Phosphatase wirkt, zu ziehen, war nicht möglich. Die Hemmung der alkalischen Phosphatase durch niedere Konzentrationen von Beryllium-Salzen ist aber pH-abhängig (VEERKAMP und SMITS, 1953). Sie ist am stärksten bei optimaler Enzymaktivität (pH 9,6).

KLEMPERER, MILLER und HILL (1949) zeigten weiter, daß die durch das Ferment bewirkte Hydrolyse von Hexosediphosphat und Phenylphosphat auch durch Be^{2+} (10^{-4} Mol) in Gegenwart von Mg^{2+} (10^{-3} Mol) gehemmt wurde. Im Falle des Phenylphosphates wurde gefunden, daß der Hydrolysebetrag bei steigender Substratkonzentration abnimmt. Der Grad der Hemmung durch Be^{2+} nahm mit abnehmenden Substratkonzentrationen bedeutend zu. Auf die saure Phosphatase hatten Be^{2+}-Konzentrationen von 10^{-4} Mol und weniger keine Hemmwirkung; durch 10^{-3} Mol Be^{2+} kam es zu einer Hemmung der sauren Phosphataseaktivität von 15 %. Dieses Phänomen hat aber keine biologische Bedeutung, sondern ist mit der bekannten denaturierenden Wirkung von höheren Be^{2+}-Konzentrationen auf Protein in Beziehung zu bringen (HYSLOP, PALMES, ALFORD, MONACO und FAIRHALL, 1943).

Auch GRIER, HOOD und HOAGLAND (1949) fanden in vitro eine Hemmung der alkalischen Phosphataseaktivität von Rattensarcomextrakten, Rattenknochenextrakten, Rattendarmextrakten und Menschenserum durch Be^{2+}-Konzentrationen bis zu 10^{-7} Mol. Dabei ergab sich, daß mit Ausnahme der Darmphosphatase (60—70 % Hemmung) der gleiche Grad der Hemmung durch die maximale Be^{2+}-Konzentration von $1,2 \cdot 10^{-4}$ Mol, nämlich ca. 40 %, bei den übrigen Phosphatasepräparationen auftrat. Als optimale Mg^{2+}-Konzentration, die zu einer Erhöhung der Phosphataseaktivität führte, wurden ebenso wie von JENNER und KAY (1931) ca. 0,003 Mol gefunden. In Gegenwart von Mg^{2+} wird die Hemmwirkung des Be^{2+} auf das Ferment nur wenig beeinflußt. Diese Beobachtungen lassen eine kompetitive Beziehung von Be^{2+} und Mg^{2+} auf das Enzymmolekül vermuten. Innerhalb von 4 Std erreichte die Hemmwirkung des Be^{2+} das Maximum. Die aktivierende Wirkung von Mg^{2+} in Gegenwart von Be^{2+} trat kaum mehr auf, wenn das Be^{2+} 9 Std mit dem Ferment in Kontakt war. Durch steigende Zusätze an Citrat zum Substrat wurde die aktivierende Wirkung von Mg^{2+} und die hemmende Wirkung von Be^{2+} stark vermindert.

Du BOIS, COCHRAN und MAZUR (1949) beobachteten, daß die Mg^{2+} aktivierte Phosphatase im Serum, Duodenum, Lunge und Hirn von Mäusen durch Be^{2+} ($8 \cdot 10^{-4}$ Mol) stark gehemmt wurde. Besonders empfindlich war die Serum-Phosphatase. Der Zusatz von Mg^{2+} beeinflußte die Hemmwirkung des Be^{2+} nicht. Letzteres scheint offensichtlich eine viel größere Affinität zum Enzym zu haben als das Mg^{2+}. Da Mangan ebenfalls alkalische Phosphatase zu aktivieren vermag, wurde einem $MnSO_4$ und $BeCl_2$ enthaltenden Testsystem Serum zugegeben. Die Aktivitätshemmung bei einer Mn^{2+}-Konzentration von $5,9 \cdot 10^{-3}$ Mol war noch 4%. Diese Hemmung trat auch ein, wenn der Be^{2+}-Enzymmischung erst nach 5 min Mn^{2+} zugemischt wurde. In gleicher Weise wie Mn^{2+} wirkten Co^{2+} und Ni^{2+}. Eine Reaktivierung der durch $BeSO_4$ (10^{-1} Mol) zu 80% gehemmten Fermentaktivität von Rattendarmhomogenaten war nach SOLS und DIERSSEN (1951) durch Zusatz von $MnSO_4$ ($5 \cdot 10^{-3}$ Mol) möglich, nicht aber durch $MgSO_4$ (10^{-3} Mol).

Die in vitro durch $3,3 \cdot 10^{-7}$ Mol Be^{2+} erreichte 80%ige Hemmung der alkalischen Phosphataseaktivität der Kaninchenniere wurde durch einen anschließenden Zusatz von $1,3 \cdot 10^{-2}$ Mol Mg^{2+} auf 30% Hemmung vermindert (ALDRIDGE, (1950). Dabei lag ein Verhältnis Mg^{2+}:Be^{2+} von ungefähr 40000:1 im Substrat vor. Es muß also, um die Hemmwirkung des Be^{2+} auf die Aktivität der alkalischen Phosphatase rückgängig zu machen, ein sehr großer Überschuß an Mg^{2+} vorhanden sein. Diese Tatsache erklärt auch, warum SOLS und DIERSSEN (1951) sowie FIRKET und CHEVREMONT (1952) in ihren in vitro-Versuchen durch Zugaben von

Tabelle 1. *Hemmung einer aktivierten und nicht aktivierten Phosphatase-Lösung durch Beryllium-Konzentrationen bei einer P-Konzentration von $5,3 \cdot 10^{-7}$ Mol.* (ALDRIDGE, 1950)

Inaktivierte Phosphatase		Aktivierte Phosphatase ($1 \cdot 10^{-2}$ Mol Mg^{2+})	
Be^{2+}-Konzentration während der Inkubation mit Phosphatase in Mol	Hemmung %	Be^{2+}-Konzentration während der Inkubation mit Phosphatase in Mol	Hemmung %
$5,2 \cdot 10^{-6}$	100	$1,7 \cdot 10^{-5}$	95
$1,3 \cdot 10^{-6}$	79	$1,7 \cdot 10^{-6}$	70
$3,3 \cdot 10^{-7}$	66	$3,3 \cdot 10^{-7}$	30
$8,1 \cdot 10^{-8}$	43	$1,7 \cdot 10^{-7}$	15
$2,0 \cdot 10^{-8}$	24	—	—

Mg^{2+} keinen oder einen nur teilweise reaktivierenden Einfluß auf das durch Be^{2+} gehemmte Ferment feststellen konnten. Die Aufhebung der Be^{2+}-Hemmung geschah in den Versuchen von ALDRIDGE (1950) durch Mg^{2+} ebenso schnell (2 min) wie Be^{2+} das Ferment hemmte (Tab. 1). Die toxischen Eigenschaften von Be^{2+} dürften demnach zum Teil auf seiner Hemmung der Mg^{2+} aktivierten alkalischen Phosphatase zurückzuführen sein.

Die Wirkung von Be^{2+} auf die alkalische Phosphataseaktivität von verschiedenen Ratten- und Meerschweinchengeweben untersuchten COCHRAN (1950) und COCHRAN, ZERWIK und DU BOIS (1951), wobei die stärkste Hemmung im Rattenserum beobachtet wurde (Tab. 2). Auch in vivo wurde eine hohe Empfindlichkeit

Tabelle 2. *Wirkung von Beryllium auf die alkalische Phosphataseaktivität von Ratten- und Meerschweinchengeweben in vitro* (COCHRAN, ZERWIK und DU BOIS, 1951)

Gewebsarten	Phosphataseaktivität mg P/g Gewebe/h		Molare Be^{2+}-Konzentration für eine 50%ige Hemmung	
	Ratten	Meerschweinchen	Ratten	Meerschweinchen
Serum	0,39 (0,24—0,56)	0,058 (0,034—0,072)	$1,8 \cdot 10^{-6}$	$3,6 \cdot 10^{-4}$
Leber	0,60 (0,40—0,92)	0,49 (0,42—0,60)	$2,8 \cdot 10^{-4}$	$2,8 \cdot 10^{-4}$
Duodenum	48,4 (31,0—78,4)	21,4 (14,4—24,7)	$5,0 \cdot 10^{-6}$	$2,5 \cdot 10^{-6}$
Niere	36,8 (24,2—52,6)	16,9 (9,8—28,2)	$5,9 \cdot 10^{-5}$	$4,0 \cdot 10^{-5}$
Schilddrüse	1,87 (1,38—2,40)	0,33 (0,12—0,41)	$1,5 \cdot 10^{-5}$	$3,2 \cdot 10^{-5}$
Nebennierenrinde	3,72 (2,80—4,70)	49,3 (29,8—58,0)	$1,2 \cdot 10^{-3}$	$5,9 \cdot 10^{-5}$
Nebennierenmark	2,27 (1,54—2,78)	7,6 (5,8—8,6)	$4,5 \cdot 10^{-4}$	$5,9 \cdot 10^{-5}$

des Enzyms im Rattenserum bei rascher Reversibilität der Hemmung nach subletalen Dosen beobachtet, z. B. durch 0,1 mg Be^{2+}/kg intraperitoneal (1/6 DL_{50}). In 5 Std betrug die Herabsetzung der Fermentaktivität 52% und innerhalb von 24 Std stieg die Aktivität wieder zur Norm an. In Übereinstimmung mit der größeren Widerstandsfähigkeit von Meerschweinchen gegenüber der akuten

Tabelle 3. *Alkalische Phosphataseaktivität der Gewebe von mit Berryllium vergifteten Ratten und Meerschweinchen.* (COCHRAN, ZERWIK und DU BOIS, 1951)

Be^{2+} mg/kg	Zeit nach Be-Gabe in h	Alkalische Phosphataseaktivität (mg P/g Gewebe/h)					
		Leber	Niere	Duodenum	Lunge	Gehirn	Knochen
		Ratten					
0		0,60	36,8	48,4	2,2	0,8	8,2
2	5	0,74	38,8	49,2	2,9	0,8	6,8
2	24	0,84	22,8	—	2,5	0,7	6,8
2	48	0,64	20,8	53,6	2,2	0,7	7,0
15	24	—	17,6	4,8	2,1	0,7	—
		Meerschweinchen					
0		0,49	16,9	21,4			
5	3	0,45	11,6	24,4			
5	24	0,34	9,4	30,6			
15	3	—	8,2	11,6			

Be^{2+}-Vergiftung war in vivo die Aktivität des Enzyms in der Leber von beiden Tierarten nicht wesentlich herabgesetzt, obwohl nach den Ergebnissen von ALDRIDGE, BARNES und DENZ (1949) Beryllium auch in diesem Organ erheblich kumuliert wird. Im Gegensatz zu NINANE und PEPINSTER (1951), die nach einmaliger intraperitonealer Injektion von 10—150 mg $BeSO_4$/kg in den meisten inneren Organen (besonders im Darm) von Meerschweinchen eine starke Herabsetzung der alkalischen Phosphataseaktivität fanden, hatte bei oraler $BeSO_4$-Gabe bei Ratten die Jejunum-Phosphatase eine unveränderte Aktivität (SOLS und DIERSSEN, 1951).

Auch die Aktivität der alkalischen Phosphatase aus Kuhmilch und Kälberdarmmucosa wird durch Be^{2+} gehemmt. Dieser Effekt konnte durch Zusatz von Alanin, Histidin oder Chelatbildnern teilweise wieder rückgängig gemacht werden (MORTON, 1955). SCHORMÜLLER und LAHMANN (1956) untersuchten den Einfluß zweiwertiger Kationen auf die Aktivität der alkalischen Phosphatase von reifem Sauermilchkäse und fanden auch hier die Be^{2+}-Hemmwirkung (Tab. 4).

Tabelle 4. *Der Einfluß zweiwertiger Kationen auf die Aktivität der alkalischen und sauren Phosphatase* (SCHORMÜLLER und LAHMANN, 1956)

Zugesetzte Verbindung	Konzentration in Mol					
	10^{-2}	10^{-3}	10^{-4}	10^{-5}	10^{-6}	10^{-7}
Alkalische Phosphatase						
$Mg(CH_3COO)_2$	137	154	124	100	—	—
$MnCl_2$	2	31	56	78	94	—
$ZnSO_4$	13	50	99	104	100	—
$CoSO_4$	—	26	56	100	102	—
$NiSO_4$	—	30	77	93	102	—
$CaCl_2$	44	71	99	—	—	—
$CuCl_2$	—	43	97	101	—	—
$BeSO_4$	3	7	7	16	67	88
Saure Phosphatase						
$Mg(CH_3COO)_2$	148	100	100	100	—	—
$MnCl_2$	34	98	114	106	103	—
$ZnSO_4$	33	93	101	100	100	—
$CoSO_4$	228	225	152	106	100	—
$NiSO_4$	125	136	101	100	100	—
$CaCl_2$	100	102	100	—	—	—
$CuCl_2$	—	81	100	101	—	—
$BeSO_4$	52	100	100	101	100	—

Die Aktivität der alkalischen Phosphatase von in Paraffin eingebetteten Kaninchennieren konnte nach FREIMANN (1953) durch Äthylendiamintetraessigsäure völlig gehemmt werden. Die Fermentaktivität war durch Zusatz von Mg^{2+} wieder herzustellen und durch Be^{2+} wieder zu hemmen.

Auch die in Extrakten von wachsendem Aspergillus flavus vorkommenden zwei alkalischen Phosphatasen wurden durch Be^{2+} in ihrer Aktivität gehemmt (VARMA und SRINIVASAN, 1959).

Die schon von GUYATT, KAY und BRANNION (1933) gemachte Feststellung, daß Be^{2+} gelegentlich in niedrigeren Konzentrationen eine Aktivierung der alkalischen Phosphatase in vitro verursachen kann, wurde von ROCHE, VAN THOAI und LOEWY (1951) bestätigt. Sie entfernten aus dem Ferment durch Dialyse das Mg^{2+} und beobachteten, daß steigende Be^{2+}-Konzentrationen eine fortschreitende Aktivierung des Fermentes bewirkten, vorausgesetzt, daß eine Be^{2+}-Konzentration von 10^{-5} Mol nicht überschritten wurde. Darüberhinaus trat wieder eine Hemmung ein. Be^{2+} verhielt sich in dieser Beziehung dem Zn^{2+} sehr ähnlich.

Auch die Aktivität der alkalischen Phosphatasen von Pflanzen (Tomaten, Buschbohnen) wurde durch Be^{2+} gehemmt (HOAGLAND, 1952; ROMMEY et al., 1962).

b) Adenosintriphosphatase und β-Glycerophosphatase

Du Bois, Cochran und Mazur (1949) sahen, daß Adenosintriphosphatase, ein Ca^{2+}-aktiviertes Ferment, auf Mäuseleber und -lunge durch eine Be^{2+}-Konzentration von $6,1 \cdot 10^{-3}$ Mol zu ca. 90—92%, durch $8,0 \cdot 10^{-4}$ Mol zu 21—37% gehemmt wurde. Während durch Be^{2+} bei Anwesenheit von Ca^{2+} in Meerschweinchenleberschnitten die Adenosintriphosphatase nur gering gehemmt wurde, ergab sich bei Ca^{2+}-Abwesenheit bei pH 9,2 eine Aktivierung um 15% (Klemperer, 1950). Be^{2+} hemmte in gleichen Konzentrationen die Adenosintriphosphatase stärker als die β-Glycerophosphatase (Hoagland, 1952). An Rattenhirnschnitten konnten Naidoo und Pratt (1953) durch $2,0 \cdot 10^{-4}$ Mol Be^{2+} eine 50%ige Hemmung der Aktivität der β-Glycerophosphatase beobachten. Die Adenosintriphosphatase wurde bei Ratten durch Be^{2+} zu einem geringeren Maße als die alkalische Phosphatase und die Phosphoglucomutase gehemmt (Cochran, Zerwik und Du Bois, 1951).

Das in Leberpräparaten beschriebene, Sulfat-aktivierte System (Adenosintriphosphat + Sulfat = Adenosinmonophosphat + Pyrophosphat) wurde von Wilson und Bandurski (1956) auch in der Hefe nachgewiesen und aktivierte auch Selenat. Diese Reaktion wurde durch Be^{2+} gehemmt.

Berylliumsalze hemmen die Aktivität der Adenosin-5'-triphosphatase und die Photophosphorylierung von Rhodospirillum rubrum-Chromatophoren sehr stark (Nishimura, 1962).

c) Phosphoglucomutase

Die Phosphoglucomutase wurde nach in vitro-Versuchen von Cochran, Zerwik und Du Bois (1951) in der Leber und auch im Skelettmuskel von Meerschweinchen und Ratten durch Be^{2+} geschädigt. In vivo hemmten $5,9 \cdot 10^{-5}$ Mol Be^{2+} dieses Enzym in der Ratten- und Meerschweinchenleber zu 45 bzw. 48%, im Ratten- und Meerschweinchenskelettmuskel zu 64 bzw. 93%. In vivo war nach Berylliumvergiftung von Ratten die Aktivität der Phosphoglucomutase in der Leber stärker herabgesetzt als im Skelettmuskel; dies war auch für das Meerschweinchen der Fall, das sich in vivo aber als etwas geringer empfindlich erwies (Tab. 5). Die Aktivität dieses Fermentes von Mäusegewebe wurde nach Unter-

Tabelle 5. *Phosphoglucomutaseaktivität der Leber und des Skelettmuskels von mit Beryllium vergifteten Ratten und Meerschweinchen* (Cochran, Zerwik und Du Bois, 1951)

Gewebsarten	Abnahme an säurelabilem Phosphor (mg P/g Gewebe/h)			
	normal		48 h nach 7,5 mg/kg Be^{2+}	
	kein Mg	mit Mg	kein Mg	mit Mg
Rattenleber	9,8	12,0	3,4	4,8
Rattenskelettmuskel	27,6	34,0	20,2	26,6
Meerschweinchenleber	5,0	7,0	3,1	5,6
Meerschweinchenskelettmuskel .	17,2	32,1	14,8	31,3

suchungen von Liu (1961) durch folgende Metallsalze gehemmt: $Pb > Be > Zn > Fe > Ca$, stimulierend wirkten Co, Mn und Mg. Mn ist ca. 100 mal aktiver bei der Reaktivierung des durch Be gehemmten Fermentes als Mg oder Co. In Gegenwart von Mg^{2+} wurde die Hemmung in vitro fast aufgehoben. Nach Strickland (1949) bewirkte Be^{2+} in Gegenwart von Mg^{2+} im Vergleich zu Al^{3+}, Cr^{3+}, Pb^{2+}, Fe^{3+} oder Ce^{3+} nur eine geringe Aktivierung des Fermentes. Nach neueren Untersuchungen von Aldridge (1964) benötigt die Phosphoglucomutase Mg^{2+} und einen Chelat-bildenden Stoff (meist Cystein und Imidazol). Mg^{2+} und Be^{2+} verhielten sich dabei kompetitiv. Be^{2+} hemmte nur bei Anwesenheit eines Chelatbildners. Die Hemmung von Be^{2+} war progressiv und folgte einer Kinetik erster Ordnung (50 %ige Hemmung bei 2,7 μMol bei 370 in 3 min). Mg^{2+} reaktivierte das durch Be^{2+} gehemmte Enzym nicht mehr.

d) Pyrophosphatase

Durch Konzentrationen von $9,3 \cdot 10^{-5}$ Mol bewirkte Be^{2+} an Rattengehirnschnitten eine 50 %ige Hemmung der Aktivität der Thiaminpyrophosphatase (NAIDOO und PBATT, 1953). Die Aktivität der Pyrophosphatase aus dem Leuchtapparat des Glühwürmchens (Photinus pyralis) wurde bei pH 7,0 durch $BeSO_4$ in einer Konzentration von 10^{-3} Mol zu 50 % gehemmt (Mc ELROY, COULOMBRE und HAYS, 1951).

e) Amylasen

ONO und HIROMI (1954 a, b) beobachteten eine schwache hemmende Wirkung von Be^{2+} auf die Aktivität der Bakterien-a-Amylase. YAMAMOTO und FUKUMOTO (1959, 1960 a, b) zeigten, daß durch Äthylendiamintetraacetat inaktivierte a-Amylase von Bacillus subtilis durch Calciumacetat reaktiviert werden kann. Bei Prüfung der reaktivierenden Eigenschaften von Alkalimetallacetaten und Erdalkalimetallacetaten fanden sie, daß Berylliumacetat nur $^1/_5$ der Wirkung von Calciumacetat hatte (Ca > Sr > Ba > Mg > Be). McGEACHIN et al. (1962) untersuchten dann den Einfluß von Berylliumsalzen auf verschiedene Säugeramylasen genauer (Tab. 6) und konnten eine Hemmung verschiedenen Grades beobachten. $BeCl_2$

Tabelle 6. *Hemmung von Amylase durch Berylliumsalze, Versuchsdauer 1 Stunde* (nach McGEACHIN et al., 1962)

Amylase	% Hemmung der Amylase-Akt. durch			
	$BeSO_4$			$Be(OOCCH_3)_2$
	10^{-2}Mol	10^{-3}Mol	10^{-4}Mol	10^{-3}Mol
Schweinepankreas	100	95	80	30
menschlicher Speichel . . .	100	70	60	35
menschlicher Pankreas . . .	95	60	—	—
menschliches Serum	65	10	—	—
menschlicher Urin	95	55	—	—
Hundepankreas	—	95	—	—

hatte eine ähnliche Wirkung wie $BeSO_4$. Die Hemmung von Schweinepankreas-Amylase durch 10^{-3} Mol $BeSO_4$ betrug nach 0, 10, 30 bzw. 60 min 35, 50, 80 bzw. 95 %. Mg-, Ba- und Sr-Salze hemmten diese Amylasen nicht. Gewisse Proteine (Rinderplasmaalbumin, Gelatine) reduzierten die Hemmwirkungen von Beryllium und Aluminium. Es wird vermutet, daß Beryllium (und auch Aluminium) diese Effekte durch Komplexbildung mit den freien Carboxylgruppen der Amylasen in der Weise bewirkt, daß die Molekülstruktur verändert wird und somit die Enzymaktivität reduziert wird.

f) Weitere Fermente

Eine schwach hemmende Wirkung auf die Aktivität des Seruminhibitors der Hyaluronidase (Mg^{2+}-aktivierendes Ferment, MATHEWS, MOSES, HART und DORFMAN, 1952), der Gehirnhexokinase (0,01 bzw. 0,001 Mol Be^{2+} hemmten zu 100 bzw. 18 %, SOLS und CRANE, 1954), der Enolase aus der Hefe (Mg^{2+}-aktiviertes Ferment, MALMSTRÖM, 1955) und der Cocarboxylase (LOHMANN und KOSSEL, 1939) übte Be^{2+} aus. Praktisch ohne Wirkung war Be^{2+} bei vergifteten Ratten auf die 5-Nucleotidase und auf die Glucose-6-phosphatase (COCHRAN, ZERWIK und DU BOIS, 1951). In Leberschnitten von Meerschweinchen wurden die Enzyme des EMDEN-MEYERHOFF-Cyklus auch bei Abwesenheit von Mg^{2+} durch Be^{2+} nicht beeinflußt und auch bei Carboxylase, Arginase, Kohlensäureanhydrase und Uricase konnte KLEMPERER (1950) keine Beeinflussung der Fermentaktivität feststellen. In dialysierten Rattenmuskelextrakten konnte Be^{2+} ab Konzentrationen von 10^{-3} Mol die Muskelcreatinphosphat-Bildung durch Hemmung der Glyceraldehydphosphat-Oxidation beeinflussen. Die Aktivität der Aldolase und Kreatinphosphatkinase wurde dabei nicht beeinflußt (LIU, 1962 a).

Nach LEHR (1926) steigerte $BeCl_2$ bei pH 7,2 in Gegenwart von Phosphatpuffer die Urease-Wirkung der Proteusbakterien; in reinem Wasser hemmte es diese Aktivität. Die Weizen-Phytase soll durch Be^{2+} gehemmt werden (MOORE und TYLER, 1955). Bei Bormangel der Gerste und des Flachses zeigte sich nach KOWALEVA und SCHOLNIK (1954), daß Be^{2+} auf Jodreduktionsvermögen der Gewebe, Gehalt an reduzierter Ascorbinsäure, Katalase-Aktivität (erhöht) und Peroxydase-Aktivität (vermindert) ähnlich wie Bor wirkt und dieses ersetzen kann. Die Succinoxidaseaktivität der Meerschweinchenleber wurde in vitro durch $5 \cdot 10^{-4}$ Mol $BeCl_2$ stärker erhöht als durch eine gleiche Konzentration an $AlCl_3$. KLEMPERER (1950) nahm an, daß die Aktivierung dieses Fermentes von einer Veränderung der kolloidalen Struktur des Enzymmaterials abhängig ist. Die Aktivierung ist also nicht spezifisch und hat kaum eine toxikologische Bedeutung. BeO und mehr noch $Be(OH)_2$-Gel absorbierten große Mengen Trypsin, wobei aber die Fermentaktivität nicht beeinträchtigt wurde (SCHORMÜLLER, 1948).

48 Std nach einer intraperitonealen Injektion von 7,5 mg Be^{2+}/kg fanden COCHRAN, ZERWIK und DU BOIS (1951) bei der Ratte keine charakteristischen Veränderungen im Gehalt von Adenosindiphosphat, Adenylsäure, Glucose-1-phosphat und Hexosediphosphat. Dagegen war der Gehalt an Phosphocreatin und Adenosintriphosphat stark, an Glucose-6-phosphat etwas weniger, in den Nieren und in der Leber abgesunken, während der anorganische Phosphor in dem gleichen Zeitraum etwa auf das vierfache des normalen Wertes angestiegen war (Tab. 7).

Tabelle 7. *Die Verteilung von säurelöslichen Phosphorverbindungen in der Leber und Niere von mit Beryllium vergifteten Ratten* (COCHRAN, ZERWIK und DU BOIS, 1951)

Verbindung	Leber		Niere	
	normal	48 h nach 7,5 mg/kg Be^{2+}	normal	48 h nach 7,5 mg/kg Be^{2+}
	mMol/100 g Naßgewicht			
Phosphocreatin	620	132	98	66
Adenosintriphosphat . . .	109	0	13	5
Adenosindiphosphat . . .	196	155	56	52
Adenylsäure	210	211	100	80
Glucose-1-phosphat . . .	110	139	160	154
Glucose-6-phosphat . . .	684	590	776	478
Hexosediphosphat . . .	69	61	38	21
anorg. Phosphor	319	1132	337	1266
Gesamtphosphor	2098	1928	3060	3028

Eine Klarheit über die Verantwortlichkeit dieser Wirkungen auf die Enzymsysteme für die neoplastischen und rachitischen Krankheiten bei Tieren konnte bis jetzt (1964) noch nicht gegeben werden.

g) Gewebsatmung und Glycolyse

Ein Zusatz von Be^{2+} bis zu 0,001 Mol zu Leberschnitten von Meerschweinchen beeinträchtigte sowohl in Phosphat- als auch in Boratpuffer den Sauerstoffverbrauch nicht (KLEMPERER, 1950). In vitro hemmten aber 0,01 Mol $BeCO_3$ im Leberbrei von Ratten die Atmung und die Oxidation von α-Ketoglutarsäure (Mg^{2+} aktiviert), hatten aber keinen Einfluß auf die Oxidation von β-Hydroxybuttersäure und Bernsteinsäure (LIU, 1962 c).

Bei in vivo-Versuchen hatten ALDRIDGE et al. (1949) 24 Std nach der intraperitonealer Injektion von 7,5 mg Be/kg als $BeCl_2$ an Ratten gefunden, daß die Zellatmung von Leberschnitten dieser Tiere gegenüber normalen um 26 % angestiegen war. Die anaerobe Glycolyse der Leberschnitte war um 30 % geringer. Die Zellatmung und anaerobe Glycolyse der Nierenschnitte blieben unverändert. Dagegen konnten COCHRAN, ZERWIK und DU BOIS (1951) bei mit Be^{2+} vergifteten Ratten nicht nachweisen, daß die Zellatmung und anaerobe Glycolyse von Hirnbrei, Leber- und Nierenschnitten verändert war. LIU (1962 b) erzeugte bei Ratten durch intratracheale Applikation von 40 mg BeO experimentell eine Beryllose. In vitro wurde dann nach 1—4 Monaten die Sauerstoffaufnahme im Lungengewebe gesenkt, blieb aber im Lebergewebe unverändert. Die Intensität der α-Ketoglutarsäureoxidation im Lungengewebe wurde ständig vermindert. Im Lebergewebe wurde die α-Ketoglutarsäureoxidation nach einem Monat vermindet, dann erhöht. Die Oxidation von β-Hydroxybuttersäure war in Lungen- und Lebergewebe stets normal. Erst nach 4 Monaten wurde die Oxidation von Bernsteinsäure im Lungengewebe etwas gehemmt, in der Leber wurde sie allmählich etwas intensiviert.

3. Wirkung auf Gewebe und Gewebsbestandteile

a) Gewebe und Zellen

In Zellkulturen, die in der Flüssigkeit einen Be-Gehalt von 10^{-4} Mol hatten, zeigte FIRKET (1953), daß das Beryllium erst nach 48 Std in die Zellen eindrang. Beryllium dringt also langsam in lebende Zellen ein und häuft sich hauptsächlich in den Kernstrukturen an (hohe alkalische Phosphatase-Aktivität). Da die alkalische Phosphatase für das Wachstum des Zellkernes unentbehrlich ist, wird bei ihrer Aktivitätshemmung auch die Mitose gestört. Beryllium-Konzentrationen von 10^{-3}—10^{-4} Mol störten die Mitosen von Fibroblasten und Myoblastenkulturen, wobei die Hemmung im Metaphasenstadium eintrat. (CHEVREMONT und FIRKET, 1951; 1952 a, b; FIRKET und CHEVREMONT, 1952 a, b; CHEVREMONT 1953). Es fanden sich also mehr Meta- als Prophasen, bei Anwesenheit von Mg^{2+} war dieses umgekehrt. Waren aber beide Ionen vorhanden, so traten beide Stadien vermehrt auf. Be^{2+} sammelte sich in den Gebieten der alkalischen Phosphatase an. Die alkalische Phosphatase-Aktivität wurde durch 0,00033 Mol Be^{2+} sowohl im Ruhekern als auch in den Chromosomen gehemmt, teilweise schon durch 0,0001 Mol Be^{2+} (CHEVREMONT und FIRKET, 1951). Die Feulgen-Reaktion für Desoxyrubonucleinsäure war im Kern von ruhenden Zellen bei Be^{2+}-Konzentrationen von 10^{-3} Mol bedeutend verringert. Diese Nucleinsäure wird also anscheinend nicht mehr synthetisiert und dadurch wird die Mitose gehemmt. Auf die Ribonucleinsäure hatte Be^{2+} keinen Einfluß.

Zu ähnlichen Ergebnissen kamen auch die Versuche von JACOBSON und WEBB (1952). Sie behandelten Zellen von normalen und leukämischen Mäusen und Menschen (Knochenmark, Lymphknoten, Milz, Leber, Niere und Darm) mit Be^{2+} und beobachteten, daß die entstehenden Nucleoproteinkomplexe durch die entsprechende Nuclease in der Zeit, in der normalerweise das Enzym das Nucleoprotein spaltet, nicht angegriffen wurden. Auch die Hemmung der alkalischen Phosphataseaktivität hat Einfluß auf die Chromatinbildung im Kern und bewirkt eine Störung der Mitose (CHEVREMONT, 1953). Durch Be^{2+}-Konzentrationen von 10^{-4} Mol oder mehr wandelten sich Fibroblasten oder Myoblasten nicht mehr in Macrophagen um. Auch nach der intraperitonealen Injektion von 10—150 mg/kg $BeSO_4$ fanden NINANE und PEPINSTER (1951) bei Meerschweinchen in verschiedenen Geweben eine Abnahme der Zellmitosen.

Nach VERNE und SAMIE (1953) und VERNE (1954) nimmt die cytotoxische Wirkung von Metallen auf Fibroblasten in folgender Reihenfolge zu: NH_4, Sr, Ba, Mn, Fe, Pb, Al, U, Be, Th, Cr, Ni, Co, Au, Zn, Hg, Cd (als Chloride). Die Reihenfolge einer steigenden Affinität für Knorpelgewebe ist: K^+, Na^+, Mg^{2+}, Ca^{2+}, Sr^{2+}, Ba^{2+} und Be^{2+} (wahrscheinlich als Komplexion) und Cu^{2+} (Komplexion) (DUNSTONE, 1960).

In einem Rattenlebermitochondriensubstrat beschleunigte Adenosintriphosphat allein und zusammen mit gewissen Metallen (Mg, Mn) die Reduktion von Triphenyltetrazoliumchlorid zu Triphenylformazan. HOCH und VALLEE (1955) beobachteten, daß Be^{2+} diese Stimulierung antagonistisch beeinflußt.

Die Resistenz gegen UV-Bestrahlung von intrazellulären a-N-Bakteriophagen wurde durch ein Nährmedium, das $NaHSO_4$, K_2HPO_4 und $Na_4P_2O_7$ enthielt, verstärkt, durch Be^{2+} und Mg^{2+} gehemmt (MUTSAARS, 1955).

Nach GOLDENBERG und SOBEL (1952) übten in rachitischen Knochengelenkschnitten der Tibia von Ratten kleine Mengen Ca^{2+} und Sr^{2+} eine Schutzwirkung auf den gestörten Calcifizierungsmechanismus aus. Mg^{2+} und Be^{2+} hatten keinen solchen Effekt, Be^{2+} inaktivierte sogar dieses System. Wurden die mit $BeCl_2$ behandelten Schnitte dann mit $CaCl_2$ geschüttelt, so wurde die Inaktivierung rückgängig gemacht, und die Calcifizierung fand statt. Ni-Ionen senkten die Inaktivierung der Calcifizierung in vitro durch Be-Ionen (SOBEL und HANOK, 1952). Die Be^{2+}-Inaktivierung wurde teilweise durch Phosphat verhindert. Enthielt die Lösung 0,05 Mol Be^{2+}, so fand eine weitere Calcifizierung nicht mehr statt. Als Ursache dieser Erscheinungen wird die hemmende Wirkung des Be^{2+} auf die Knochenphosphatase angenommen (auch von YÜ und GUTMAN, 1950). Auch HIATT, MARKS und SHORK (1953) stellten bei Knorpelschnitten von Tibia und Femur von leicht rachitischen Ratten fest, daß Be^{2+} einen deutlichen Hemmeffekt auf die Calcifizierung hatte (Be^{2+}-Konzentrationen von 10^{-4} Mol und 10^{-6} Mol in Gegenwart von anorganischem Phosphat bzw. Phosphorsäureestern). In höheren Konzentrationen wirkte Be^{2+} der Calcifizierung entgegen und zwar sogar bei Anwesenheit von anorganischem Phosphat. Die Tatsache, daß Be^{2+} keine Verringerung der Phosphorsäureesterhydrolyse in Knorpelschnitten erzeugt, aber gleichzeitig die Calcifizierung sehr stark hemmt, bleibt ungeklärt. Es bleibt also somit die Möglichkeit bestehen, daß Be^{2+} diese Hemmwirkung noch durch einen anderen Effekt als durch seine Wirkung auf die Phosphatase auslöst.

BASSLEER et al. (1960 a, b) beobachteten in der Ossifikationszone von Knochenkulturen (Hühnerembryonen), daß $BeSO_4$-Konzentrationen von 0,003—0,01 Mol das Wachstum, die mitotische Aktivität, periosteale Ossifikation und die Entwicklung der alkalischen Phosphatase-Aktivität hemmen. Bei geringeren Konzentrationen (0,0002 Mol) erfolgte aber eine Stimulierung der mitotischen Aktivität und der periostalen Verknöcherung. Anscheinend ist dieser Effekt in diesen Konzentrationen durch eine Stimulierung der alkalischen Phosphatase bedingt.

Die Injektion von 0,1 ml $BeSO_4$-Lösung in den Dottersack von befruchteten Hühnereiern verursachte in kleinen Konzentrationen (M/25 und M/50) eine Vermehrung der Knorpelbildung, durch höhere Konzentrationen wird diese vermindert. Im Bereiche der Knochenhaut fand nur eine geringe mitotische Änderung statt, während die Mitose der Epidermis und der Leber eine bedeutende Verminderung erfährt. Bei der Leber war diese proportional der Be-Konzentration. Be^{2+} hemmte auch die periostale Ossifikation der langen Knochen (MONOYER und CHEVREMONT, 1963).

Bei Ratten-Nierenrindenschnitten, denen durch NaCl das Kalium aus dem Gewebe entzogen worden war, hatte $BeSO_4$ keinen Einfluß auf die Kaliumaufnahme (MUDGE, 1951).

b) Proteine

In vitro fällen $Be(NO_3)_2$, BeF_2 und $BeCl_2$ in Konzentrationen von 1:20 bis 1:200 Proteine (Hühnereiweiß, Pferdeserum) aus (RICHTER, 1930; WOLTER, 1940). Wurde Serum von RÜTTNER und ISLER (1956) mit BeO geschüttelt, so wurden dabei wesentlich mehr Globuline (hauptsächlich γ-Globulin) als Albumine absorbiert. Dabei erniedrigte sich das pH des Serums. Wenn die Proteine bei pH 13 wieder eluiert wurden, so fanden sie sich denaturiert vor.

Be bildet bei gepuffertem pH von Körperflüssigkeiten unlösliche Verbindungen und mit einem Amin (nicht mit Serumproteinen) unlösliche Präzipitate (Be-Hydroxide und -Phosphate). Zwischen normalen und behandelten (intratracheale Injektion oder Inhalation) Ratten bestand keine signifikante Veränderung in der nuclearen und mitochondrialen Proteinverteilung. Der mikrosomale Proteinanteil schien aber bei letzteren fast verdoppelt zu sein. Die cytoplasmatischen Proteine gingen von einer löslichen Form in eine unlösliche über. Die Ribonucleinsäurekonzentration in den Mikrosomen nahm bei den behandelten Ratten von 40 auf 22 % ab und entsprechend in den löslichen Zellflüssigkeitsfraktionen zu. Die Desoxyribonucleinsäure-Verteilung war in den Kernfraktionen nicht verändert. So sehen VORWALD und REEVES (1959 a, b) den Mechanismus der Be-Wirkung in einer Veränderung der Ribonucleinsäure-Proteinsynthese.

Nach intraperitonealer oder subkutaner Injektion von 1 mg Metallion/kg entstand bei Ratten in 24 Std abnormales Serumprotein durch Hg, Be, Cd, Cu, Mn, Cr, Ni, nicht aber durch Co, Pb und Fe (LAWFORD, 1960).

REEVES und VORWALD (1961) konnten aber bei mit Be^{2+} inkubierten Seren keine antigenen Eigenschaften nachweisen. Dieses stand auch in keinem Zusammenhang mit einer extrazellulären Be-Protein-Reaktion in vivo.

4. Wirkung auf Mikroorganismen

Nachdem ZIEGLER und DÖRFLE (1930) beobachteten, daß Be^{2+}, das dem Nährboden zugesetzt worden war, das Wachstum von Kolibakterien, Staphylokokken und Pneumokokken abschwächte, bestätigte KOULUMIES (1946) diese Ergebnisse bei 48 aeroben und 7 anaeroben Bakterienarten, 4 Mycobakterien- und 4 Leptospirenstämmen.

JAVILLIER (1912, 1913 a, b) beobachtete, daß man in Kulturen von Aspergillus niger V TCH. das Mg^{2+} oder das Zn^{2+} durch Be^{2+} nicht ersetzen kann und daß Be^{2+} auch als biologischer Katalysator das Zn^{2+} nicht vertreten kann. In einer Konzentration von 10^{-3} Mol waren Be-Verbindungen ohne Einfluß auf das Wachstum von Poecilomyces varioti, Penicillium glaucum und Penicillium caseicolum (JAVILLIER und TSCHERNORUTZKY, 1913) und auch das Wachstum des Riesenschimmels Phycomyces blacesleanus B wurde durch Be-Lösungen wenig gehemmt (MÜCKE, 1954). In geringen Konzentrationen fand PIRSCHLE (1934), daß Be^{2+} von den Erdalkalien das Wachstum von Aspergillus niger am stärksten stimulierte.

Beryllium-Salze wirkten in hohen Konzentrationen (1:20) hemmend, in geringeren Konzentrationen (1:200 bis 1:200000) etwas fördernd auf die Gärung der Hefen (RICHTER, 1930; STEIDLE, 1937; BOOIJ, 1940; MANIL und STRASZEWSKA, 1953). Durch die eintägige Behandlung im geeigneten Substrat oxidierte nahezu phosphatfreie Hefe Glukose, Gallactose, Brenztraubensäure, Alkohol und α-Ketoglutarsäure, wobei aus der Nährlösung Phosphat aufgenommen wurde, das zum größten Teil zu Metaphosphat umgewandelt wurde. Nach YOSHIDA und YAMATAKA (1953) hemmten 10^{-3} Mol Be^{2+} dabei die Phosphataufnahme, nicht aber die Atmung. Ebenso verhielten sich $5 \cdot 10^{-5}$ Mol 2,4 -Dinitrophenol. Eine Konzentration von 0,05 % $BeSO_4$ oder höher verzögerte oder hemmte die mitotische Zellteilung der Hefe. Dieser toxische Effekt wurde teilweise durch Mg- oder Ca-Ionen neutralisiert (MANIL und STRASZEWSKA, 1953).

Für Daphnia magna wird durch Be^{2+}-Konzentrationen von 0,025 mg/Ltr. Wasser die Lebenszeit verkürzt, ohne Einfluß darauf sind Konzentrationen bis zu 0,01 mg/Ltr. Wasser (LEBEDEVA, 1960).

Die Lebensprozesse von Infusorien wurden durch $BeCl_2$ und BeF_2 gehemmt, wobei das Zellprotoplasma denaturiert wurde (WOLTER, 1940). Auf Paramäcien wirkten Be-Salze in hohen Konzentrationen bewegungshemmend (RICHTER, 1930). $Be(NO_3)_2$-Konzentrationen in destilliertem Wasser hatten bei einer Verdünnung 1:100000 innerhalb von 20 Std keine Wirkung bei Paramäcien, bei 1:50000 wurde vorübergehend die Beweglichkeit gehemmt und bei 1:10000 bzw. 1:5000 wurden die Tiere nach 10 bzw. 5 min bewegungslos (RICHTER, 1930).

5. Wirkung auf Pflanzen

CORNEC (1918) fand im Meerwasser und in Seepflanzen kein Beryllium. Geringe Mengen Beryllium konnte NAGATA (1951, 1953, 1954) in den Teeblättern und FEARON (1933) in den Flechten Panellia saxatilis und Xanthoria parietina nachweisen.

In geringen Konzentrationen wirkten Be-Salze auf das Wachstum von Pflanzen allgemein stimulierend. So wurde die Wurzelbildung von Stengeln der Alternanthera apathulata in Pfeffer'scher Nährlösung durch $Be(NO_3)_2$ stimuliert (ARENA, 1928). BAMBICIONI-MAZZETTI (1934) beobachtete, daß nach 1-stündigem Eintauchen der Keimwurzeln von Vicia sativa in eine 1 %ige $BeCl_2$-Lösung die geotrope Sensibilität aufgehoben wurde. Durch Verdünnen der Lösung kam es jedoch zu einer Stimulierung des Wurzelwachstums. In Anwesenheit von geringen Mengen $BeCl_2$ gedieh Mais gut (MAZE und MAZE, 1939). HOAGLAND (1952) untersuchte bei Tomatenpflanzen die Beeinflussung des Wachstums durch Mg^{2+} und Be^{2+}. Das Wachstum dieser Pflanzen lief bei einem Mg^{2+}-Gehalt von $3,2 \cdot 10^{-3}$ Mol in der Nährflüssigkeit normal ab, während es durch $2 \cdot 10^{-4}$ Mol Be^{2+} nicht oder nur schwach gehemmt wurde. Die bei einer Konzentration von $0,8 \cdot 10^{-3}$ Mol Mg^{2+} aufgetretene Wachstumsverzögerung und Chlorose verschwand bei Zusatz von $2 \cdot 10^{-4}$ Mol Be^{2+}, obwohl im Chorophyll nur Spuren Be^{2+} nachweisbar waren. Durch eine Konzentration von $8 \cdot 10^{-4}$ Mol Be^{2+} starben die Pflanzen schnell ab. Bei einem pH unter 9,0 wirkte jeder Be^{2+}-Zusatz schädlich. Die bei der Grünalge Chlorella pyrenoidosa angestellten Untersuchungen zeigten, daß bei pH 11,0 ein Mg^{2+}-Mangel durch Be^{2+} ausgeglichen werden konnte, während bei ausreichendem Mg^{2+} Be^{2+} ohne Wirkung blieb. Bei niedrigem pH wirkte Be^{2+} immer hemmend auf das Wachstum der Alge ein. Be^{2+} hatte keinen Einfluß auf die Chlorophyllsynthese, so daß bei Mg^{2+}-Mangel durch Be^{2+}-Zusatz normal sich vermehrende Algen einen erheblich niedrigeren Chlorophyllgehalt als die mit ausreichendem Mg^{2+} wachsenden Algen aufwiesen.

Die Wirkung von Be^{2+} auf Pflanzen ist aber verschieden. Während Lebedeva (1960) bei Meeresalgen (Lemna minor) erst bei Konzentrationen von 8,0 mg/l und höher Schädigungen beobachten konnten, traten in den Versuchen von Romney et al. (1962) bei Buschbohnen (Phasoelus vulgaris) in Nährlösungen mit einem Gehalt von 3 und 5 ppm Be toxische Schäden auf. Am meisten häufte sich dabei Be in den Wurzeln an, weniger in den Blättern. Der Be-Gehalt nahm in den Wurzeln, im Stamm, in den Blättern und Früchten in der gleichen Weise zu, wie der Ca-Gehalt sich veränderte und abnahm. Die Mg-Konzentrationen in den Wurzeln und im Stamm verringerten sich. Bei 5 ppm Be nahm der Phosphor-Gehalt in den Wurzeln ab, während er sich in den anderen Pflanzenteilen ebenfalls mit der Be-Anreicherung erhöht.

Bei Weizen und Alfalfa ist die Intensität des Kernstoffwechsels an die Anwesenheit von Spurenelementen geknüpft. In Gegenwart von ^{32}P, Mn und 2,4-Dichlorphenoxyessigsäure (2,4—D) enthalten die Pflanzen Ti, Sr, V, Ga, Cr und Be, bei Vorhandensein von 2,4—D ohne P und Mn kommt es zu keiner Metallanhäufung (Vlasyuk und Porutskii, 1958).

Eine isosmotische Beryllium-Lösung erhöhte die Plasmaelastizität bei ein- bis zweistündiger Einwirkung auf Spirogyra-Fäden (Northern und Northern, 1939).

6. Wirkung bei niederen Tierklassen

Borovik und Borovik-Ramanova (1949) konnten in den Insekten Coleoptera, Orthoptera, Hymenoptera und Lepidoptera kleinste Mengen Beryllium nachweisen.

Eine toxische Wirkung von kleinen $BeCl_2$-Konzentrationen (1:1000—1:200000) auf Weißfische konnten Richter (1930) und Steidle (1930) nach einstündiger

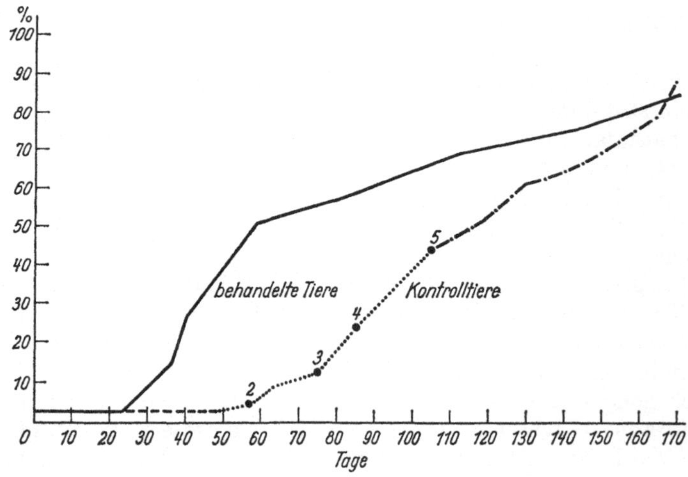

Abb. 2. Einwirkung einer N/7 $Be(NO_3)_2$-Lösung auf die Regeneration der Hinterpfoten beim Salamander (Tuchmann-Duplessis, Posiere und Delgatte, 1953)

Einwirkung nicht beobachten. In reinem Wasser vertrugen Goldfische, Ellritzen und Schnecken eine $BeSO_4$-Konzentration von 28,5 mg/l (Pomelee, 1953).

Raven und Sprouk (1946) untersuchten die Wirkung von Be^{2+} auf die embryonale Entwicklung von Limnaea stagnalis nach Einwirkung von $Be(NO_3)_2$ oder $BeCl_2$ auf die ungeteilten Eier. In Konzentrationen von 0,005—0,1 % oder höher wurde die Entwicklung gehemmt. Bei Konzentrationen von 0,01—0,005 % trat eine 100%ige Mortalität auf und bei 0,001—0,0005% starben 30—80%, wobei zahlreiche Abnormalitäten auftraten. Dabei war die Lokalisation und die Zeit der Erscheinung der Berylliumeffekte eng mit der alkalischen Phosphataseaktivität verknüpft.

Be-Konzentrationen von 0,025—0,16 mg/l wirkten auf Fische (Leucaspius delineatus) günstig; 0,8—1,6 mg/l wurden schlecht vertragen (LEBEDEVA, 1960).

Die Regeneration der Kaulquappenschwänze wurde nach MEEDHAM (1941) durch Be-Salze vollständig gehemmt. THORNTON (1949, 1950) tauchte die Glieder von Amblyostoma punktatum und Amblyostoma opacum für 2 min in eine 0,1999 n Be(NO$_3$)$_2$-Lösung. Wurden diese dann für 10 min mit Wasser abgewaschen, so regenerierten sie sich nach der Amputation in normaler Weise wieder. Die Regeneration wurde jedoch gehemmt, wenn das Be^{2+} durch einen Hautdefekt während der Amputation eindringen konnte. TUCHMANN-DUPLESSIS, POSIERE und DELGATTE (1953) sowie TUCHMANN-DUPLESSIS, DELGATTE und DELGATTE (1955) führten ähnliche Versuche beim Salamander (Molge alpestis und Molge palmatus) durch. Nach der Amputation der Hinterpfoten wurde die Oberfläche des Schnittes in eine Lösung von n/7 Be(NO$_3$)$_2$ für 5 min getaucht und dann 10 min mit Wasser abgewaschen. Die Regeneration unterschied sich erstens in einer Hemmung, zweitens im Zurückbleiben der Differenzierung der Zehen und drittens in einem später verstärkten Wachstum nach der Differenzierung (Abb. 2). Gleiche Ergebnisse erhielten SCHEUING und SINGER (1957) bei Triturusarten.

Bei Wasserfröschen (Rana esculenta) konnte RICHTER (1930) und STEIDLE (1937) nach subkutaner Injektion eine Herabsetzung der Schmerzempfindlichkeit feststellen; die DML betrug bei der Injektion von Be(NO$_3$)$_2$ 1,0 mg/kg Körpergewicht.

7. Wirkung bei Säugetieren

a) Akute Toxizität nach einmaligen Verabreichungen

SIEM stellte schon 1886 fest, daß nach subkutaner Injektion Beryllium (als weinsaures oder milchsaures Salz) bei Katzen, Hunden und Kaninchen zehnmal giftiger als Aluminium war.

Von folgenden Be-Salzen wurde die akute Toxizität quantitativ erfaßt:

BeCl$_2$

DML	Maus s.c.		100 mg/kg	(RICHTER, 1930)
DL$_{50}$	Maus i.v.	2,25 ±	0,5 mg/kg	(KIMMERLE, 1959)
DL$_{50}$	Maus s.c.	55,00 ±	2,5 mg/kg	(KIMMERLE, 1959)
DL$_{50}$	Maus i.p. (30-Tage-Wert)		0,15 m Atomgramm Be/kg	(BIENVENU, NOFRE, CIER, 1963)
DL	Ratte s.c.	2000 —	5000 mg/kg	(RICHTER, 1930)
DL$_{50}$	Ratte i.p. (30-Tage-Wert)		0,6 mg/kg	(COCHRAN, MAZUR, DU BOIS, 1950)
DL$_{50}$	Ratte i.p.		4,4 mg/kg	(COCHRAN, ZERWIK, DU BOIS, 1951)
DL$_{50}$	Ratte p.o.	1750,0 ±	100 mg/kg	(KIMMERLE, 1959)
DL$_0$	Meerschweinchen i.p.		25 mg/kg	(HYSLOP, PALMES, ALFORD, MONACO, FAIRHALL, 1948)
DL$_{100}$	Meerschweinchen i.p.		50 mg/kg	(FAIRHALL, 1948)
DL$_{50}$	Meerschweinchen i. p. (30-Tage-Wert)		6,3 mg/kg	(COCHRAN, MAZUR, DU BOIS, 1950)

DL_{50}	Meerschweinchen i.p.	56 mg/kg	(COCHRAN, ZERWIK, DU BOIS, 1951)
DL_{100}	Meerschweinchen i.p.	100 mg/kg	(COCHRAN, ZERWIK, DU BOIS, 1951)

Bei der intravenösen Injektion von $BeCl_2$ trat der Tod der Tiere auch bei hohen Dosen (50 mg/kg) erst nach 24 Std ein. 5 Tage nach der Injektion kam es zu keinen Todesfällen mehr. Die intravenöse Injektion von 5,0 mg/kg $BeCl_2$ wirkte immer tödlich, symptomlos vertragen wurden 0,5 mg/kg. Diese entsprechenden Werte waren bei subkutaner Injektion und oraler Gabe bei Mäusen bzw. Ratten 100 und 5,0 mg/kg bzw. 2500 und 250 mg/kg (KIMMERLE, 1959).

Be(NO₃)₂

DML	Maus s.c.	100 mg/kg	(STEIDLE, 1937)
DL_{50}	Maus i.v.	7,5 ± 0,5 mg/kg	(KIMMERLE, 1959)
DL_{50}	Maus s.c.	160 ± 10,0 mg/kg	(KIMMERLE, 1959)
DL	Ratte s.c.	2000 — 5000 mg/kg	(STEIDLE, 1937)
DL_{50}	Meerschweinchen i.p.	50 mg/kg	(HYSLOP, PALMES, ALFORD, MONACO, FAIRHALL, 1948)

Auch hier führte die intravenöse Injektion selbst von 50 mg/kg $Be(NO_3)_2$ erst nach 24 Std zum Tod der Tiere. Bei dieser Verabreichungsart waren 15 mg/kg stets tödlich und 1,0 mg/kg wurde, ohne Symptome zu erzeugen, vertragen. Die entsprechenden Werte betrugen bei subkutaner Injektion 300 und 25 mg/kg. Die orale Verabreichung von 2500 mg/kg $Be(NO_3)_2$ verursachte bei männlichen Ratten zunächst Spasmen und später Erholung; 1000 mg/kg wurden ohne Befund vertragen. Bei einer Katze, der 0,5 g $Be(NO_3)_2$, in 20 ml Wasser gelöst, oral verabreicht worden war, trat nach $1/_2$ Std Erbrechen auf. Dagegen erbrach ein anderes Tier, welches die gleiche Menge erhielt, jedoch in mit Soda neutralisierter, körperwarmer, wässriger Lösung, nicht. Vergiftungserscheinungen wurden ebenfalls bei der Katze nicht beobachtet (STEIDLE, 1937).

BeSO₄

DL_{50}	Maus i.v.	0,5 mg/kg	(WHITE, FINKEL, SCHUBERT, 1951)
DL_{50}	Maus s.c.	1,5 mg/kg	(MORIMOTO, 1959)
DL	Ratte i.p.	18,0 mg/kg	(SUTTON, 1939)
DL_{50}	Ratte i.v.	7,2 mg/kg	(SCOTT, 1948)
DL_{50}	Ratte s.c.	1,5 mg/kg	(MORIMOTO, 1959)
DL_{100}	Meerschweinchen i.p.	100,0 mg/kg	(HYSLOP, PALMES, ALFORD, MONACO, FAIRHALL, 1948)
DL_{50}	Kaninchen s.c.	1,5 mg/kg	(MORIMOTO, 1959)

Ergänzung zu BeSO₄

DL	Affe i.v.	0,6 mg/kg	(KING, 1961)
DL	Hund i.v.	0,6 mg/kg	(KING, 1961)
DL	Affe intratracheal	1,0 — 3,0 mg/kg	(KING, 1961)
DL	Hund intratracheal	1,0 — 3,0 mg/kg	(KING, 1961)

Nach subkutaner Injektion toxischer Dosen $BeSO_4$ fand MORIMOTO (1959) bei den verendeten Mäusen, Ratten und Kaninchen eine exfoliative Bronchoalveolitis mit Lungenödem, sowie lokale Ödeme, Nekrosen und fettige Degenerationen in der Leber, eine Schwellung der Nierentubuli und eine Fibrose der Milz mit Atrophie der Lymphfollikel.

Be(OH)F
DL_{100} Meerschweinchen i.p.   20,0 mg/kg   (HYSLOP, PALMES, ALFORD, MONACO, FAIRHALL, 1948)

BeF$_2$
DL_{50} Maus i.v.   1,75 $\pm$ 0,3 mg/kg   (KIMMERLE, 1959)
DL_{50} Maus s.c.   20,0 $\pm$ 2,0 mg/kg   (KIMMERLE, 1959)
DL_{50} Maus p.o.   100,0 $\pm$ 10,0 mg/kg   (KIMMERLE, 1959)

Von den untersuchten Be-Verbindungen scheint also BeF$_2$ im akuten Versuch die giftigste zu sein. Nach intravenöser Injektion von 25 mg/kg BeF$_2$ trat der Tod innerhalb von 2 Std ein. Immer tödlich wirkte die intravenöse bzw. subkutane Injektion von BeF$_2$ in einer Dosis von 3 bzw. 20 mg/kg. Bei diesen Verabreichungsarten kam es bei Dosen von 0,25 bzw. 10,0 mg/kg zu keinen erkennbaren Vergiftungserscheinungen. Bei oraler Gabe waren 200 mg/kg BeF$_2$ stets tödlich, symptomlos blieben die Tiere, die 50 mg/kg erhalten hatten (KIMMERLE, 1959).

BeCO$_3$ und BeO
Die Verabreichung von 2500 mg/kg BeCO$_3$ oder BeO in wässriger Traganth-Aufschwemmung mit der Schlundsonde bewirkte bei männlichen Ratten spastische Erscheinungen; 1000 mg/kg BeCO$_3$ oder BeO schädigten die Tiere nicht erkennbar (KIMMERLE, 1959).

Berylliumlactat
BARNES (1949) fand für Be-Lactat bei Ratten, Mäusen und Kaninchen eine intravenöse DL_{50} von 0,5—1,3 mg Be^{2+} kg. Die Tiere starben 2—4 Tage nach der Injektion.

Als akute Vergiftungserscheinungen nach Verabreichung von Be-Salzen wurden allgemeine Hinfälligkeit, Atmungsstörungen, Spasmen und Krämpfe beobachtet (KIMMERLE, 1959). BARNES (1949) wies besonders auf das Auftreten von hypoglykämischen Krämpfen vor dem Tod der Tiere hin. WOLTER (1940) vermutete, daß der Tod der Tiere durch Atemlähmung zustande kommt.

ALDRIDGE, BARNES und DENZ (1949, 1951) untersuchten die Veränderungen im Gewebe und der Stoffwechselfunktionen der inneren Organe von mit wasserlöslichen Be-Verbindungen akut vergifteten Tieren genau. Erhielten Ratten und Kaninchen intravenös 0,5 oder 0,75 mg Be^{2+}/kg als Lactat oder Sulfat, so trat der Tod innerhalb von 4 Tagen ein. Bei den Kaninchen fielen die Blutzuckerwerte vor dem Tode bis auf 20 mg % oder weniger ab, und die Tiere zeigten hypoglykämische Krämpfe. Die Ratten hatten auch erniedrigte Blutzuckerwerte, aber keine Krämpfe. SUTTON (1939) hatte in Ratten bei oraler Be-Vergiftung eine Erhöhung des Blutzuckerspiegels gefunden. Die Hypoglycämie war der Anlaß des Todes, wobei die niedrigen Blutzuckerwerte auf die Lebernekrosen zurückzuführen waren. Alle Tiere, die bei der akuten intravenösen Vergiftung starben, zeigten nämlich erhebliche Lebernekrosen. Ähnliche Befunde hatten auch WUNDERLICH (1934) nach subkutaner Injektion von 1- und 3 %igen Lösungen von Be(NO$_3$)$_2$ bei Ratten und BeCl$_2$ bei Meerschweinchen und SCOTT (1948) nach intravenöser Injektion von BeSO$_4$ bei Ratten gesehen.

Als Mechanismus der Leberschädigung wurde von ALDRIDGE, BARNES und DENZ (1951) angenommen, daß das am Proteinkomplex gebundene Be^{2+} zur Leber transportiert wird und dieses sich dann in den Lebersinus anhäuft. Von dort kann Be^{2+} leicht in die Leberzellen eindringen und so die Nekrosen verursachen. Nach subkutaner Injektion bleibt der Be^{2+}-Protein-Komplex zunächst lokal liegen und deshalb ist die letale Dosis bei dieser Verabreichungsart wesentlich höher. Injizierte aber BARNES (1949) Be-Verbindungen, die nicht ionisiert vorlagen (Na-Be-tartrat), so war die Toxizität wesentlich höher. Man kann also Be^{2+} benutzen, um tierexperimentell Lebernekrosen zu erzeugen.

Diese zentralen Leberzellnekrosen sah STONER (1956) nach intravenöser Injektion von 1,1—1,5 mg Be^{2+}/kg bei Ratten schon nach ca. 50 Std (Abb. 3). CHENG (1956) beobachtete bei mikroskopischer Betrachtung der durchleuchteten Leber nach der intravenösen Injektion von $BeSO_4$ bei Ratten zunächst eine graduelle Obliteration der Sinus und die Bildung von Blutherden rund um die afferenten Gefäße. Dann entstand eine progressive Schädigung der Kupfferschen Sternzellen, worauf dann anschließend die Degeneration und die Bildung der Nekrosen in den Parenchymzellen erfolgte. Die Nekrosen fanden sich rund um die Endgefäßzweige der Pfortaderäste. Die Kupfferschen Zellen nahmen Be^{2+} innerhalb von 5 min auf und in den Leberparenchymzellen erschien das Be^{2+} nach ca. 5 Std. Es wird deshalb angenommen, daß das Be^{2+} hauptsächlich in den Kupfferschen Sternzellen nahe den afferenten Endgefäßen aufgenommen wird und daß Be^{2+} dann später in das umgebende Parenchymgewebe diffundiert und so der Anlaß zu den Nekrosen gegeben ist. Zirkulatorische Veränderungen sind das Resultat und nicht die Ursache des Zellschadens nach intravenöser Injektion von Be-Salzen.

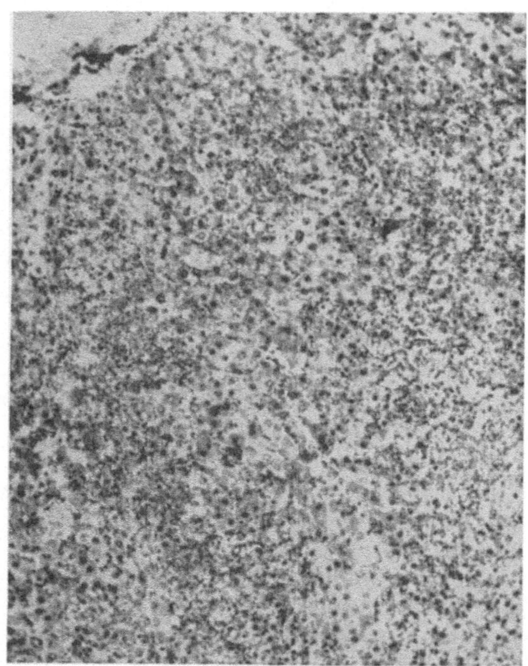

Abb. 3. Zentrale Leberzellnekrosen nach intravenöser Injektion von 1,5 mg Be^{2+}/kg bei Ratten (STONER, 1956)

Da der Harnstoff- und der Nichteiweiß-Stickstoffgehalt im Blut während der Beryllium-Vergiftung nur gering anstiegen, nahmen ALDRIDGE, BARNES und DENZ (1951) an, daß ein Nierenschaden keine wichtige Rolle als Todesursache bei den Tieren spielte. Histologisch konnten jedoch in mäßigem Umfange Nekrosen des Tubulusepithels gefunden werden (auch WUNDERLICH, 1934, bei subkutaner Injektion von $Be(NO_3)_2$ bei Ratten und von $BeCl_2$ bei Meerschweinchen, sowie SCOTT, 1948, bei intravenöser $BeSO_4$-Injektion bei Ratten) und BARNES (1949) fand klinisch eine Albuminurie bei Ratten, Mäusen und Kaninchen bei der akuten Berylliumvergiftung.

In den Versuchen von ALDRIDGE, BARNES und DENZ (1951) stieg der Serum-Ca-Gehalt zunächst an und fiel dann kurz vor dem Tode ab; aber niemals auf Werte, die Krämpfe verursachten. Eine Hypoglykämie war auch schon von CERESA (1946) nach $BeCO_3$-Injektion bei Ratten beobachtet worden. Die Injektion von Ca-Gluconat hatte keinen Einfluß auf den Verlauf der Erkrankung. Durch Glucose-Gaben konnte die Lebenszeit zwar verlängert werden, aber der Tod trat dann doch wegen des Leberschadens ein. Der Milchsäurespiegel im Blut stieg nach Be^{2+}-Gabe ständig an (von normal 21,3 mg% auf über 60 mg%). Es muß also eine abnormale Lactat-Produktion stattfinden oder die Leber besitzt nicht mehr die Fähigkeit, diesen Stoff aus dem Kreislauf zu entfernen. Der Leber-glycogengehalt fiel bei fortschreitender Vergiftung ständig ab. In den ersten 24 Std war der Kohlehydratstoffwechsel wenig gestört, die Lebernekrosen nahmen nämlich erst nach dieser Zeit ein erhebliches Ausmaß an. Der Kalium-gehalt in der Leber verringerte sich ständig. Trotz der Zunahme des Serumbili-rubinspiegels trat ein Ikterus niemals auf. Der Gehalt an alkalischer Phosphatase im Blut nahm ebenfalls fortlaufend zu und stieg mit zunehmender Bilirubinämie an. Der alkalische Phosphatase-Gehalt in der Leber erhöhte sich besonders kurz vor dem Tod. Dagegen fiel der Gehalt an Leber-Arginase ständig ab. Degenerative Veränderungen des hämatopoetischen Systems stellte SCOTT (1948) und ALDRIDGE, BARNES und DENZ (1949) nach der intravenösen Injektion von $BeSO_4$ bei Ratten fest.

MÜLLER (1952) untersuchte bei Mäusen, ob auch nach Verabreichung von unlöslichen Be-Verbindungen die gleichen Effekte auftreten wie bei löslichen. Dazu injizierte er Mäusen intraperitoneal je einmal 0,5 ml einer 0,8%igen BeO-Suspension (3 μ und kleiner, sowie 10 μ). Die Tiere wurden nach 2—365 Tagen getötet. Am Peritoneum fanden sich knötchenförmige Reaktionsprodukte. Dabei wurde histologisch zwischen einer unspezifischen Frühphase und einer fibrösen Spätphase der Gewebereaktion unterschieden. MASOERO und LAVARINO (1955) fanden nach subkutaner Injektion von 3 mg/kg BeO beim Meerschweinchen pathologische Veränderungen (Stauung der Lungen, Ödeme mit nekrotischen Veränderungen und Degeneration der Parenchymzellen) in der Lunge (stark), Leber (stark), Niere (selten) und Milz (fast nie). Auch die intravenöse Injektion einer wässrigen Suspension von fein verteiltem Be-Metall (40 mg/Tier) bewirkte nach 7 Tagen bei 9 von 24 Kaninchen den Tod mit den typischen Erscheinungen einer akuten Vergiftung und akuten Lebernekrosen. Zehn weitere Kaninchen starben in den folgenden Monaten mit beachtlichen Lebernekrosen (BARNES, 1950). Auch CHENG (1956) stellte nach intravenöser Injektion von $BeCO_3$ und $Be(OH)_2$ bei Ratten schwere Lebernekrosen fest.

Der exakte Wirkungsmechanismus der akuten Berylliumvergiftung konnte bis jetzt noch nicht gefunden werden. Es ist jedoch anzunehmen, daß der Angriffs-punkt die Leber ist und daß kein direkter Effekt auf den Körperstoffwechsel statt-findet. Die Entdeckung, daß Be^{2+} die alkalische Phosphatase stark hemmt und daß es Mg^{2+} verdrängen kann, scheint eine wichtige Tatsache des Problems der Wirkungsart des Berylliums zu sein.

b) Subchronische und chronische Toxizität nach wiederholten Verabreichungen

Erhielten Meerschweinchen im Futter einen Zusatz von 1,1 bzw. 2,0% $Be(HCO_3)_2$, so kam es zu schweren Lungenschädigungen und zu einer Leber- und Nierenstauung (FABRONI, 1935). BARNES (1949), der Ratten und Mäusen $BeSO_4$ 1%ig im Trinkwasser ein Jahr verabreichte, konnte jedoch keine Vergiftungs-erscheinungen beobachten, und auch bei der Sektion fanden sich keine charakte-ristischen Schädigungen. Wurde aber die $BeSO_4$-Konzentration in der Kost oder im Trinkwasser auf 2,5% erhöht, so nahmen junge Ratten nicht mehr an Gewicht zu und starben nach 6—13 Wochen. Ein Zusatz von reichlichen Mengen Phosphat im Futter verhinderte das Auftreten dieser Schäden vollständig. Dieses bestätigten auch SOLS und DIERSSEN (1951), die durch ein Futter, das reichlich Phosphat ent-hielt und dem $BeSO_4$ zugesetzt worden war, bei Ratten keine Schädigungen fest-stellen konnten.

FABRONI (1933 a, b, 1934, 1936) injizierte jungen Kaninchen jeden zweiten Tag (insgesamt zehnmal) 0,2 ml einer kolloidalen Lösung mit 3,2 mg $Be(OH)_2$/ml. Trotz der Speicherung des Kolloids im reticuloendothelialen Systems traten keine toxischen Reaktionen auf.

WUNDERLICH (1934) injizierte Meerschweinchen jeden zweiten Tag 1 bzw. 3 ccm/225 g Tier einer 1 %igen $Be(NO_3)_2$-Lösung subkutan und fand nach dem Tod der Tiere (nach der 21.—29. bzw. 16.—18. Injektion) eine Hyperämie der Lungen, frische Blutungen in die Alveolen, eine Stauung und Nekrotisierung der Leber, eine Milzstauung und eine Nierennephrose. Schon nach wenigen subkutanen Injektionen (2—6 mal) von 1—5 ccm/100 g Tier einer 3- bzw. 1 %igen $Be(ClO_3)_2$-Lösung starben Ratten unter tonisch-klonischen Krämpfen (WUNDERLICH, 1934).

Die tägliche subkutane Injektion von wässrigen BeO-Suspensionen (1:1000) verursachten nach 60 Tagen bei Kaninchen teils eine Senkung, teils eine Erhöhung des Blutzuckers durch Beeinflussung des Kohlehydratstoffwechsels aufgrund der Leberschädigung (DE CONCILIIS, 1939, 1940). Auch CACCURI (1940) fand nach täglicher subkutaner Injektion von 1 mg BeO, $Be(NO_3)_2$ oder $BeCO_3$ nach einem Monat eine fettige Degeneration in Leber und Nieren. Dabei bewirkte das Nitrat die ausgedehntesten Veränderungen. Zu einer hypochromen Anämie kam es durch die tägliche subkutane Injektion von 5 mg/kg BeO bei Meerschweinchen nach 40 Tagen (MASOERO, 1952).

Die wiederholte subkutane Injektion von $BeSO_4$ (wöchentlich 0,5—1,0 mg/kg) verursachte bei Kaninchen Fibrose der Lungen, Leber, Nieren und Milz, Rundzelleninfiltrate in der Leber, eine schwere Schädigung der Nierentubuli und eine Hodenatrophie mit Aspermie (MORIMOTO, 1959). KELLY, JANES und PETERSON (1961) konnten nach mehrmaligen intravenösen Injektionen von 1 %igen Zink-Beryllium-Silikat-Suspensionen (zweimal wöchentlich je 5 ml während 10 Wochen) bei Kaninchen röntgenologisch eine gesteigerte Mineralisierung der Knochen feststellen.

c) Toxizität durch Einwirkung auf die Atmungsorgane

a) **intratracheale Verabreichung.** Nachdem die Vergiftungsfälle in der Industrie durch Einatmung von Staub, Aerosolen und Dämpfen von Be-Verbindungen bekannt geworden waren, untersuchte als erster POLICARD (1948 a, b; 1950 a, b, c) die Wirkung von BeO-Staub (0,2—0,4 μ), den er bei Meerschweinchen intranasal oder intratracheal in physiologischer Kochsalzlösung einbrachte. Nach der Tötung der Tiere nach 1—350 Tagen war eine nekrotische Wirkung auf das Epithel der Atemwege nicht festzustellen. 24 Std nach der BeO-Applikation bildete sich eine Schleimhautreaktion des Bronchialepithels wie durch andere Stäube aus. Nach 3 Tagen kam es zur Kongestion durch Transsudation und nach einer Woche entstanden Hyperplasie und Hyperthrophie der Alveolarzellen. Die mesenchymale Reaktion erreichte das Maximum zwischen dem 29. und 40. Tag. Später hypertrophierten die Histiocyten, wodurch es bei längerer Lebensdauer der Tiere zur Bildung von Lungengranulomen kam (hystiocytäre Granulomatose). Durch Phagocytose oder Abführung durch die Bronchien verschwand das BeO langsam wieder aus dem Gewebe. Beryllium beeinflußte also hauptsächlich das reticuloendotheliale System.

In weiteren Versuchen untersuchte POLICARD (1948 a, b; 1949 a, b, c; 1950 a, b, c) die Wirkung von Beryll, $NaBeF_3$, $Be(OH)_2$ und Beryllium-Metall (3 μ), die als Stäube durch Inhalation, intratracheal oder intranasal in die Atemwege bei Meerschweinchen gebracht worden waren. Die Tiere, die mit $NaBeF_3$ behandelt worden waren, starben einige Std später, nachdem bei ihnen vorher eine starke Dyspnoe und ein erhebliches Lungenödem sich ausgebildet hatten. In den Bronchiolen kam es zu Desquamation und Epithelnekrosen. $Be(OH)_2$ bewirkte eine Hyperthrophie und Hyperplasie der Alveolarzellen ohne Veränderungen des Bronchialepithels. Später (20—30 Tage) entstand auch hier die Histiocytenreaktion und die Granulombildung in der Lunge. Die Berylliumgranulome zeigten eine Tendenz der Rückbildung. Da die Inhalation von reinem Beryll- und Be-Staub nur eine vorübergehende Schleimhautreaktion ohne Granulombildung bewirkte,

glaubte POLICARD, daß die toxischen Wirkungen nicht auf das Beryllium, sondern auf das NaF, welches im Beryllium zu 5 % enthalten ist, zurückzuführen sind. Für dieses Ergebnis schienen auch die Versuche von POLICARD (1949 a; 1950 a) mit handelsüblichem BeO, daß immer Spuren von Fluoriden enthält, bei Ratten zu sprechen, da er damit die gleichen Lungenreaktionen beobachten konnte. Dagegen sprechen aber die Versuchsergebnisse von LA BELLE (1947), der nach intratrachealer Injektion von fein verteiltem, frisch hergestelltem Be-Metall bei Ratten einen typischen akuten Lungenschaden mit dem Tod aller Tiere zwischen 100 und 350 Tagen berichtete.

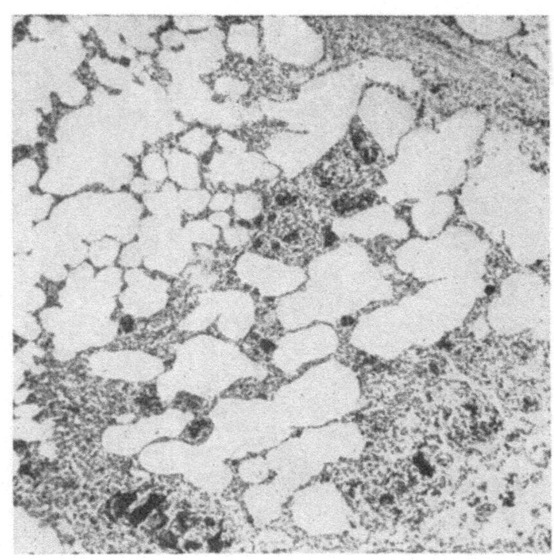

Abb. 4. Multiple Granulome in der Lunge 4 Wochen nach der intratrachealen Injektion einer BeO-Suspension (DAVIES und HARDING, 1950)

POLICARD und FULLERINGER (1949 a, b) fanden, daß die in den Epithelzellen der Bronchien und Alveolen enthaltene alkalische Phosphatase das BeO umschließt. Diese Zellen zeigten zwar keine Phosphatase-Reaktion mehr, aber dies wurde nicht als für Beryllium spezifisch angesehen, da der gleiche Vorgang nach Inhalation von anderen Stäuben (z. B. Kohlenstoff) ebenfalls zustande kam. Auch HYSLOP, PLAMES, MONACO und FAIRHALL (1948) bezogen die Toxizität von Be-Verbindungen nicht auf das Kation, sondern auf die Anionen (F$^-$, SO$_4$$^{2-}$).

In den weiteren Experimenten zeigte sich jedoch immer mehr, daß die Lungenveränderungen nach Inhalation von Beryllium-Verbindungen auf das Be^{2+} selbst zurückzuführen sind. Weitere Versuche mit intratrachealer Applikation führten DAVIES und HARDING (1950) durch, wobei je 50 mg BeO (75 % kleiner als 1 μ) in physiologischer Kochsalzlösung bei 24 Ratten injiziert wurden. Es bildeten sich dabei viele kleine Granulome in der Lunge aus (Abb. 4). Wenn auch zunächst angenommen wurde, daß es sich dabei um Fremdkörpergranulome handelte, so wurde aufgrund der genauen histologischen Untersuchungen nun doch an eine spezifische Wirkung des BeO gedacht. Die Granulome (Abb. 5) zeigten einen hohen zellulären Charakter und besaßen eine ähnliche Form und Reaktionstyp wie die der chronischen Beryllium-Granulomatose beim Menschen. Das Auftreten der Lungengranulome hängt dabei von dem Betrag der Löslichkeit der Teilchen ab, welche durch die Größe der Teilchen und der Löslichkeit des Berylliums bedingt ist. Die Verfasser glauben, daß möglicherweise gut ausgebildete Granulome erst auftreten, wenn neben dem Beryllium noch ein anderer Stoff, der eine Proliferation der Histiocyten verursacht, mitwirkt. Die Stäube, die beim Menschen am meisten zu einer chronischen Granulomatosis führten, enthalten neben Beryllium meist

Mangan, Silicium und Zink. Ähnliche Lungengranulome sah MÜLLER (1952) bei
Ratten, denen er 0,5 ml einer 0,8 %igen BeO-Suspension intratracheal injizierte,
ohne daß dabei toxische Reaktionen am Peritoneum oder Lungengewebe zustande
kamen. Im Gegensatz zu diesen Versuchen kam es bei zwölf Meerschweinchen, denen
insgesamt 1,5—3,0 g Be-Staub/Tier intratracheal als Suspension in physiologischer
Kochsalzlösung verabreicht worden waren, zu keinen Lungenfibrosen. Die Pneumokoniose führte zu atrophischen Emphysemen. In der Leber, Nebennierenrinde und der Niere fanden sich vacuoläre bzw. schaumige Degenerationsvorgänge oder leichte Verfettungen (RAMASWAMY und RAMA RAO, 1953).

VORWALD und REEVES (1959 a, b) injizierten Ratten intratracheal an drei aufeinanderfolgenden Tagen BeO (je 4,5 mg Be) oder $BeSO_4$ (je 0,1071 mg Be). Es entstand dadurch in den unteren Lungenlappen eine hohe lokale Be-Konzentration mit starken Entzündungsreaktionen über große Bezirke. Als erste Anzeichen der entzündlichen Reaktion kam es zur Ansammlung von Histiocyten, Lymphocyten und Plasmazellen.

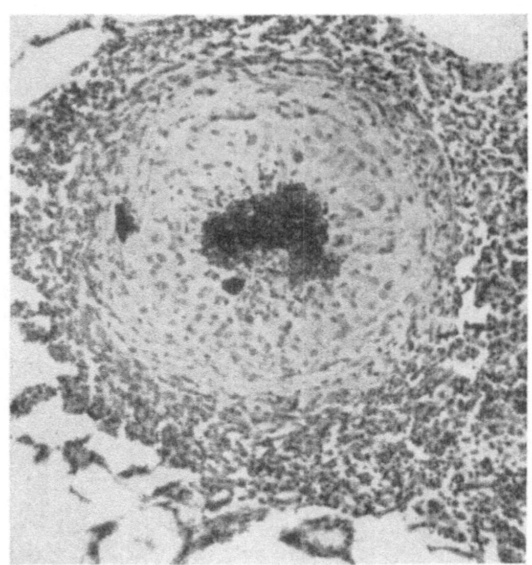

Abb. 5. Zellbildung des Granuloms 4 Wochen nach der intratrachealen Injektion einer BeO-Suspension (DAVIES und HARDING, 1950)

Später bildeten sich kompaktere Zellherde mit Überwiegen von Histiocyten, und
vielkernige Riesenzellen waren nachweisbar. Es kam dann zu Verdickungen der

Tabelle 8. *Retention von Teilchen in der Lunge* (LA BELLE und BRIEGER, 1958)

Verbindung	Halblebenszeit in h
Metall. Fe, 4 μ	$1\,^1/_2$
Methylcholanthren	$2\,^1/_2$
Metall. Fe, 2 μ	13
öllösliche Farbstoffe, 6 μ	30
$BaSO_4$	45
Be-Citrat.	66
$CdCl_2$-Staub	92
öllösliche Farbstoffe, 2 μ	178
Rutheniumoxyd	1160
UO_2	1300
SbO_3	2600
$RaSO_4$	3000
$BeSO_4$	3700

Alveolarwände, zu kollagenen und fibrösen und schließlich zu neoplastischen Veränderungen des Lungengewebes.

Nach intratrachealer Injektion von 50 mg Be-Konzentrationsstaub (90,0
$Be_3Al_2Si_6O_{18}$, 10,0 freies SiO_2, in 0,6 ml physiologischer Kochsalzlösung) waren bei
Ratten nach 5—7 Monaten in den Lungen diffuse interstitielle Proliferationspro-

zesse mit Bildung von Bindegewebsfasern und starken degenerativen Veränderungen in den lokalen Lymphknoten festzustellen. Durch SiO_2 werden anscheinend die Be-Effekte verstärkt (MOGILEVSKAYA, 1963 a). Dagegen waren die Lungenreaktionen bei Ratten nach intratrachealer Injektion von 50 mg einer Be-Legierung (3 % Be, 13 % Al, 84 % Fe) unspezifisch (MOGILEVSKAYA, 1963 b). Die fibrösen Reaktionen der Lungen von Ratten, die 50 mg $ZnBeSiO_3$-Staub intratracheal injiziert bekommen hatten, waren stärker als nach Verabreichung gleicher Mengen BeO oder ZnO (GOLDMANN, MEZENTSEVA und MOGILEVSKAYA, 1963).

In der von LA BELLE und BRIEGER (1958) zusammengestellten Tabelle (Tab. 8) wurde die Retention von Staubteilchen in der Lunge angegeben und man kann besonders die lange Retentionszeit von $BeSO_4$ feststellen.

β) **Inhalation von löslichen Beryllium-Verbindungen. 1. Akute Exposition.** WEBER und ENGELHARDT (1933) ließen Meerschweinchen während insgesamt 18 Std Staub des Aufschlußgutes bei der Berylliumgewinnung aus Beryll ($NaBeF_3$, $NaAlF_4$ und Kieselsäure) in einer Konzentration von 10—64 mg/m^3 inhalieren. Von elf Tieren starben neun. Die niedrigste, tödlich wirkende Konzentration bei 4- bzw. 6-stündigen täglichen Inhalationen war 22 mg/m^3. Die Inhalation von $NaBeF_3$-Staub hatte eine erhebliche Ätzwirkung auf die Atmungsorgane.

Die Inhalation von Nebeln von Berylliumoxyfluorid, Berylliumlactat und Berylliumtartrat wirkte bei Ratten und Mäusen zum größten Teil in 2—7 Tagen tödlich. Bei den Tieren, die überlebten, waren nach 3 Monaten keine Lungenveränderungen mehr zu beobachten (BARNES, 1949).

In den von MELNIKOV (1959) durchgeführten Inhalationsversuchen wurden Mäuse für 2 Std in der Luft durch Sublimation fein verteiltem Be-Acetat ausgesetzt. Die absolut tödliche Konzentration betrug 0,07 mg Be-acetat/l Luft, die LC_{50} 0,042 mg/l, die maximal tolerierbare Konzentration 0,008 mg/l und ab Konzentrationen von 0,006 mg/l traten keine Vergiftungserscheinungen auf. Diese zeigten sich zunächst (30—35 min) in einer sehr starken motorischen Exzitation (Sprünge von 30—40 cm), Husten und Schleimhautreizungen. Dann folgte ein depressives Stadium (Seitenlage, Schlaf), bis es zu Dyspnoe, starker Zyanose und zum agonalen Stadium mit Exitus kam. An pathologischen Veränderungen ließen sich ein diffuses Ödem der Lungengewebe (manchmal desquamative Pneumonie) und schwere Degenerationen zusammen mit Proliferationen in Leber, Nieren und Milz nachweisen. Ratten, die für eine Std Be-acetat-Konzentrationen von 0,00008 mg/l und höher exponiert waren, hatten eine verminderte Reaktion auf einen nicht-bedingten alimentären Reflex und bedingte motorische Reflexe gegen Schall- und Lichtstimuli.

Nach Inhalation von $BeSO_4$- (0,0547 mg Be/m^3 Luft) und BeO-Aerosolen (0,006 mg Be/m^3) verteilte sich Beryllium bei Ratten im Gegensatz zu einer intratrachealen Applikation über die gesamte Lunge und es kam zu fokalen Entzündungsreaktionen. Diese waren allerdings von der Applikationsweise unabhängig (VORWALD und REEVES, 1959 a, b).

2. Chronische Exposition. In einer großen Anzahl von tierexperimentellen Versuchen studierten STOKINGER u. Mitarb. (SCOTT und SMITH, 1949; STOKINGER, SPRAGUE, HALL, ASHENBURG, SCOTT, STEADMAN, 1950; STOKINGER, ASHENBURG, DEVOLDRE, SCOTT und SMITH, 1951; STOKINGER, STEADMAN und ROOT, 1950; STOKINGER, STROUD, ROOT, 1951; ROOT, SPIEGL und STOKINGER, 1951; STOKINGER, SPIEGL, ROOT und HALL, STEADMAN, STROUD, SCOTT, SMITH und GARDENER, 1953; STOKINGER, 1953; STOKINGER, ALTMAN und SALOMON, 1953) in chronischen Inhalationsversuchen die Wirkungen von $BeSO_4$ und BeF_2. Katzen, Hühner, Hunde, Ziegen, Meerschweinchen, Hamster, Affen, Mäuse, Kaninchen und Ratten wurden täglich 6 Std einer Konzentration von 50 mg $BeSO_4/m^3$ und mehr ausgesetzt. Für die meisten Tierarten (nicht für Schwein und Huhn) war diese Konzentration tödlich, bei einer Konzentration von 10 mg/m^3 starben nur noch die Ratten und

Tabelle 9. *Inhalationstoxizität bei verschiedenen Tierarten.*
(STOKINGER, SPRAGUE, HALL, ASHENBURG, SCOTT und STEADMAN, 1950)

Konzentration (mg/m^3) .	100		47		10		0,96	
Exposition:								
Tage	14		51		95		100	
Stunden	66		234		426		426	
CT-Produkt (mg h/m^3) .	6600		11000		4260		426	
Tierart	Todesfälle/ Gesamttierzahl	Mortalität in %	Todesfälle/ Gesamttierzahl	Mortalität in %	Todesfälle/ Gesamttierzahl	Mortalität in %	Todesfälle/ Gesamttierzahl	Mortalität in %
Ratte	10/10	100	13/15	90	23/47	49	0/20	0
Hund	—	—	5/5	80	0/5	0	0/5	0
Katze	—	—	4/5	80	1/5	20	0/4	0
Kaninchen . .	0/3	0	1/10	10	2/24	8	0/23	0
Meerschweinchen	3/10	30	7/12	60	2/34	6	0/20	0
Affe	—	—	1/1	100	0/5	0	0/2	0
Ziege	—	—	1/1	100	0/2	0	—	—
Schwein. . . .	—	—	0/2	0	—	—	—	—
Hamster . . .	2/10	20	5/10	50	—	—	0/83	0
Maus	0/38	0	4/38	10	—	—	—	—
Huhn	—	—	0/4	0	—	—	—	—

teilweise die Katzen. 1 mg/m^3 wirken bei allen Tierarten nach 100 Tagen Exposition nicht tödlich (Tab. 9). Das Eintreten der Todesfälle in der Expositionszeit ersieht man aus Abb. 6. Eine Verringerung des Körpergewichtes war aber auch bei allen Tieren bei einer Konzentration von 10 und 1 mg/m^3 festzustellen. Eine hypochrome, macrocytäre Anämie fand sich immer, wenn der Versuch 3—8 Wochen dauerte. Diese Anämie kam bei Hunden schon bei einer Konzentration von 1 mg/m^3, bei Kaninchen und Ratten erst bei 10 und 47 mg/m^3 zustande. Höhere Konzentrationen als 1 mg/m^3 verursachten bei Hunden, Ratten und Kaninchen

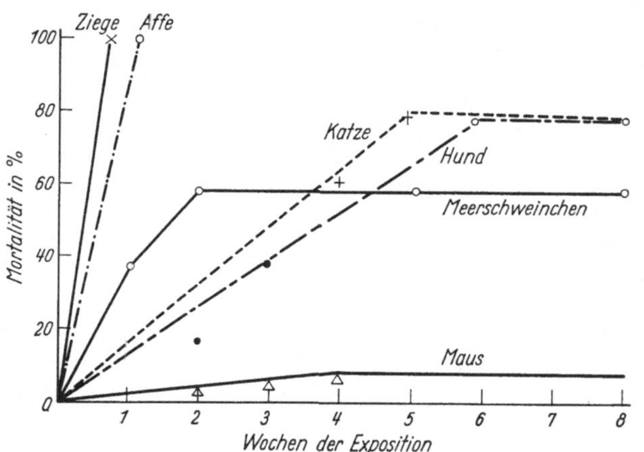

Abb. 6. Mortalitätsbetrag von verschiedenen Tierarten, die einer $BeSO_4$-Konzentration von 47 mg/m^3 ausgesetzt waren. (STOKINGER, SPRAGUE, HALL, ASHENBURG, SCOTT und STEADMAN, 1950)

eine vorübergehende Leucocytose. Eine geringe Thrombocytose trat erst bei 47 mg/m^3 auf. Eiweiß ließ sich im Harn nur bei einer Konzentration ab 50 mg/m^3 nachweisen. Bei 10 mg/m^3 hatte nur einer von fünf Hunden eine Proteinurie. Eine milde Hypalbuminurie mit Tendenz zu Hyperglobulinämie wurde gefunden. Der Phosphorlipoid- und Choleringehalt der Erythrocyten stieg bei Hunden (1 mg/m^3) fortlaufend an. SPIEGL, LA FRANCE und ASHWORTH (1949, 1953) sahen, daß es bei Hunden, die täglich 6 Std einer Konzentration von 50 γ Be^{2+}/m^3 als $BeSO_4$ ausgesetzt waren, in den Erythrocyten das Verhältnis der Phosphorlipoide zum freien Cholesterin abnahm. Unverändert blieben Nichteiweiß-Stickstoff im Blut, die Bromphthaleinretention und der Gehalt an Calcium und Phosphor im Blut. Der arterielle O_2-Druck fiel bei drei von fünf Hunden (1 mg/m³) um 15—29% ab. Dies entsprach der Abnahme an Erythrocyten und Hämoglobin im Verlauf der Exposition. Der CO_2-Druck im Blut stieg nur bei einem von fünf Hunden (1 mg/m³) um ca. 25% an.

Die hohen Konzentrationen (47—100 mg/m³) verursachten akute Lungenschäden: Blutung, Ödem, Granulocytenvermehrung, später ab der 7. Woche eine phagocytäre Reaktion. Bei 10 mg/m³ Exposition für 95 Tage (426 Inhalationsstunden) betrug bei Ratten, Meerschweinchen und Hunden der Berylliumgehalt in der Lunge zwischen 11,6 und 4,0 mg/g frisches Gewebe. Beim Hund nahm die Be-Menge in folgender Reihenfolge ab: Lunge, pulmonare Lymphknoten, Leber, Zähne, Femur und Niere (Tab. 10). Die unterschiedliche Ablagerung von Beryllium in den Geweben bei einer Exposition von 1 und 10 mg/m³ ist aus Tab. 11 zu ersehen.

Tabelle 10. *Beryllium-Gehalt der Gewebe von Affen, Katzen, Hunden und Kaninchen, die einer BeSO₄-Konzentration von 1 mg/m³ für 90—100 Tage ausgesetzt waren* (STOKINGER, SPRAGUE, HALL, ASHENBURG, SCOTT und STEADMAN, 1950)

Gewebsarten	2 Affen Mittelwert mg Be/g Frischgewebe	5 Hunde Mittelwert mg Be/g Frischgewebe	4 Katzen Mittelwert mg Be/g Frischgewebe	5 Kaninchen Mittelwert mg Be/g Frischgewebe
Lunge	1,2	0,6	0,08	1,6
pulmonare Lymphknoten	1,3	0,7	—	0,00
Leber	0,5	0,01	0,02	0,004
Niere	0,01	0,003	0,01	0,003
Milz	0,1	0,01	0,01	0,01
Femur	0,1	0,03	0,03	0,02
Schilddrüse	—	0,004	—	0,00

Tabelle 11. *Vergleichende Ablagerung von Beryllium bei Inhalationskonzentrationen von 1 und 10 mg/m³* (STOKINGER, SPRAGUE, HALL, ASHENBURG, SCOTT und STEADMAN, 1950)

	Konzentration 1 mg/m³ 5 Hunde Exposition 100 Tage Be/g Gewebe			Konzentration 10 mg/m³ 4 Hunde Exposition 95 Tage Be/g Gewebe	
	μg	%		μg	%
pulmonare Lymphknoten	0,7	116	Lunge	4,0	100
Lunge	0,6	100	pulmonare Lymphknoten	2,0	50
Femur	0,03	5	Leber	1,8	45
Milz	0,008	1	Niere	0,8	20
Leber	0,006	1	Femur	0,8	20
Niere	0,003	0,5	Milz	0,004	1

Die zellulären Reaktionen in der Lunge von Ratten nach chronischer Einwirkung von $BeSO_4$-Aerosol untersuchten SCHEPERS, DURKHAM, DELAHAUTE und CREEDON (1957). In diesen Inhalationsversuchen befanden sich 136 weiße Ratten verschieden lange (maximal 6 Monate) in einer $BeSO_4$-Konzentration von ca. 12 γ BeSO₄/ccFuß (= 1 γ Be) und die Tiere lebten dann bis zu 18 Monaten in normaler Atmosphäre weiter. Die am längsten exponierten Tiere nahmen höchstens 150 γ Be während der Inhalationsversuche auf. Die histologischen Lungenveränderungen traten erst nach 6-monatiger Exposition auf und verstärkten sich in der Folgezeit (in freier Luft). Dabei wurden sechs verschiedene Reaktionen beobachtet: Schaumzellanhäufungen in den Alveolen, umschriebene peribronchiale zellige Infiltrationen, eine globulär ausgeprägte Wucherung der Alveolarwandzellen, metaplastische Umwandlung des Alveolarepithels in Flimmerepithel in den peribronchialen Alveolen, Bildung von Granulomen und schließlich von neoplastischen Wucherungen. Das Granulom wurde bisher nicht ohne manche Zweifel als Charakteristikum der chronischen Berylliose angesehen. Durch die Tierversuche ist diese Auffassung zwar bestätigt worden, jedoch sind die übrigen Gewebsveränderungen noch bedeutsamer. Bemerkenswert ist die geringe Menge des inhalierten $BeSO_4$, welche zu diesen Lungenbefunden führte. Die Gewebsreaktionen scheinen im wesentlichen nicht als Antwort auf die höchste Konzentration der Substanz in der Lunge, sondern ausweichlich der chemisch analytischen Untersuchung treten Veränderungen erst dann auf, wenn der Beryllium-Gehalt in der Lunge infolge der Ausscheidung bereits vermindert ist. Auch beim Menschen wird eine solche Latenz beobachtet. Beryllium ruft im Gegensatz zu Quarz ausschließlich zelluläre Reaktionen hervor — Epithelwucherungen, aber keine Stromavermehrungen. Aus diesen Epithelwucherungen entstehen manchmal maligne Tumoren. Die hauptsächliche Wirkung von $BeSO_4$ am Lungengewebe scheint in einer Stimulierung der Epithelzellenproliferation zu beruhen, ohne daß eine Bindegewebsreaktion auftritt.

Längerdauernde Inhalationsversuche mit BeF_2-Aerosol wurden bei Hunden, Kaninchen, Meerschweinchen, Katzen, Mäusen und Ratten von STOKINGER, SPIEGL, ROOT, HALL, STEADMAN, STROUT, SCOTT, SMITH und GARDENER (1953) durchgeführt. Wurden diese Tiere für 15 Tage (63 Inhalationsstunden) einer Konzentration von 10 mg/m³ BeF_2 ausgesetzt, kam es zu einer hohen Mortalität bei den Tieren. Als Symptome traten Anorexie, Hyperventilation und Krämpfe kurz vor dem Tode auf, weiterhin Gewichtsverluste. Bei den Hunden war das Plasmafibrinogen, die alkalische Serumphosphatase und der Harnstoff-Stickstoff auf mehr als das zweifache erhöht. Der Serumalbumingehalt und die totale Eiweißkonzentration war meistens erniedrigt. Es fand sich weiterhin ein leichtes Ansteigen der roten und weißen Blutzellen; das Hämoglobin war unverändert. Es wurden nur Schädigungen in den Lungen festgestellt (leichtes Ödem, Stauung, z. T. entzündliche Prozesse). Es fand sich also, wie schon SCOTT (1948) beobachtet hatte, keine pulmonare Fibrose. Die stärksten Schädigungen waren bei den Hunden zu beobachten. Eine Inhalation von 1 mg/m³ (Gesamtinhalation 207 Tage, täglich 4 Std) war nur für Ratten und drei von 14 Hunden letal, nicht für Katzen und Kaninchen. Das Auftreten von Gewichtsverlusten, Anorexie und gesteigerter Atmung wurde registriert. Bei den Hunden war die alkalische Phosphatase und der Calcium- und Phosphorgehalt im Serum unverändert. Das Plasmafibrinogen stieg später an und fiel wieder ab. Weiterhin fand sich ein leichtes Ansteigen der Albumine und Abfallen der Globuline; das Albumin- und Globulin-Verhältnis war aber normal. Der Harnsäuregehalt im Urin stieg an und fiel dann wieder ab. Erythrocyten und Haemoglobingehalt nahmen ab. Es war also durch die BeF_2-Inhalation eine stärkere Anämie bewirkt worden als durch das $BeSO_4$. Die macrocytäre Anämie trat nach 638—816 Std Inhalation einer BeF_2-Staubkonzentration von 1 mg/m³ bei den Versuchstieren auf (STOKINGER, ALTMAN und SALOMON, 1953). Inhalierten Hunde Luft, die 1 γ Be/m³ als BeF_2 enthielt, so nahm im Urin das Verhältnis von Harnsäure zu Creatinin fortlaufend zu (SPIEGL, LAFRANCE und ASHWORTH, 1949, 1953). Die hauptsächlichsten Schädigungen bei der BeF_2-Inhalation fanden sich in der Lunge; die Befunde waren ähnlich wie nach einer $BeSO_4$-Inhalation.

Wurden junge Ratten an 40 Tagen täglich für 2 Std Be-acetat-Konzentrationen von 0,00003, 0,0003, 0,003 bzw. 0,03 mg/l exponiert, so betrug die Zunahme des Körpergewichtes während 7 Monaten gegenüber Kontrolltieren (104,0 %) entsprechend 93,4, 78,8, 30,1 bzw. 19,4 %. Bei den beiden niedrigsten Konzentrationen wurden 30 Tage nach der letzten Exposition nur geringe interstitielle Prozesse in den Lungen der getöteten Ratten festgestellt. Bei einer Exposition von 0,003 mg/l bestanden stärkere produktive Prozesse, eine Verdickung der Interalveolarsepten, einzelne miliäre Knoten oder Granulome mit Epithelzellen, teilweise katarrhalische desquamative Bronchitis und Pneumonie. Die höchste Konzentration bewirkte den Tod von sieben von acht Ratten. Außer schweren Lungenprozessen (Bronchitis, Pneumonie, Pleuritis) waren auch degenerative Veränderungen in Leber, Nieren, Milz und Myocard nachweisbar (MELNIKOV, 1959).

Die täglich einstündige Exposition von Ratten bei 0,0002 mg Be-acetat/l für 60 Tage bewirkte eine verminderte Reaktion auf einen nicht bedingten alimentären Reflex und bedingte motorische Reflexe gegen Licht- und Schallstimuli. Histologisch fand sich im Hirn eine Störung der interneuronalen Verbindungen in Form von Deformation der Dendriten und irregulären Schwellungen. Aufgrund dieser Untersuchungen von MELNIKOV (1959) ist in der USSR ein MAK-Wert für Be-acetat von 0,000001—0,000002 mg/l vorgeschlagen worden.

Vergleichende Untersuchungen der Toxizität von Aerosolen aus BeF_2 (Konzentration 5,2 γ Be/ccft), $BeSO_4$ (5,6 γ Be/ccft) und $BeHPO_4$ (5,6 γ Be/ccft) bei Affen für 7—30 Tage ergaben für $BeHPO_4$ die größte Giftigkeit. Ein Affe, der während 30 Tagen dieser $BeHPO_4$-Konzentration ausgesetzt war, und Affen, die für 8—10 Tage Konzentrationen von 32 und 236 γ Be/ccft exponiert waren, starben 45 Tage nach bzw. innerhalb von 82 Tagen nach Versuchsende. Die Tiere, die diese Be-Verbindungen inhaliert hatten, zeigten chronische Pneumonitis und Veränderungen in Leber, Nieren, Nebennieren, Schilddrüse und Milz (SCHEPERS, 1964).

Die durch Inhalation eines wässrigen BeF_2-Aerosols (Konzentration 2,2± 0,25 ccm/m³, täglich 6 Std, fünfmal wöchentlich, insgesamt 23 Wochen) bei Hunden, Ratten und Kaninchen bewirkte milde makrocytäre Anämie war durch eine Behandlung mit Leber-Magenextrakten, Folsäure und Vitamin B_{12} günstig bei Ratten zu beeinflussen, verursachte aber eine Verschlechterung der Anämie bei den Hunden (STOKINGER, STROUT und ROOT, 1951). Eine spontane Erholung trat bei den Hunden nach $3^1/_2$—4 Monaten trotz der Anwesenheit von beträchtlichen Mengen Beryllium in den Geweben auf.

In Inhalationsversuchen, wobei abwechselnd HF (8 mg/m³) und $BeSO_4$ (9 mg/m³) von Ratten inhaliert wurde, zeigte sich, daß HF die Toxizität des $BeSO_4$ stark erhöhte. Die Fluoridablagerung in den Zähnen und Knochen war 1,3 mal höher, als wenn HF bei gleicher Konzentration inhaliert wurde (STOKINGER, ASHENBURG, DEFALDER, SCOTT und SMITH, 1949, 1950).

GÄRTNER (1950) glaubt, daß beim Menschen schon Konzentrationen als lösliche Beryllium-Verbindungen von 0,1 mg/m³ zu Vergiftungserscheinungen führen.

γ) **Inhalation von unlöslichen Beryllium-Verbindungen.** Die ersten Inhalationsversuche mit BeO-Staub führten WEBER und ENGELHARDT (1933) bei Meerschweinchen durch. Sie fanden nach Exposition der Tiere von insgesamt siebenmal 2 Std bei Konzentrationen von 75—375 mg BeO/m³ keine nachweisbaren Vergiftungserscheinungen und auch in den Lungen erschienen ihnen bis auf feine körnige Ablagerungen normal. Auch DUTRA, LARGENT, CHOLAN, HUBBARD und ROTH (1951) beobachteten, daß die geringen Gewebsreaktionen der Lungen von Ratten, die bis zu 7 Tagen täglich 5 Std BeO-Staub (hergestellt bei 1200°, durchschnittlich 0,285 μ) in einer Konzentrationvon durchschnittlich 39,57 γ Be/l inhalierten, nicht der chronischen pulmonaren Berylliose beim Menschen ähnlich waren. Bereits nach einstündiger Inhalation enthielten die Lungen beträchtliche Mengen an Beryllium. Am Ende der Versuchstage und selbst 582 Tage danach war der Berylliumgehalt in den Lungen noch hoch. BeO fand sich außer in den Lungen noch in anderen Geweben in Spuren. Auch bei Kaninchen konnte eine Berylliose nach Inhalation von BeO-Staub nicht beobachtet werden. Die Inhalation einer BeO-Konzentration von 10 mg/m³ während 15 Tagen war nur für Ratten, nicht aber für Hunde, Kaninchen, Meerschweinchen, Katzen und Mäuse letal (STOKINGER, SPIEGEL, ROOT, HALL, STROUT, SMITH und GARDENER, 1953).

HALL, LASKIN, SPRAGUE und BROWN (1949) und HALL, SCOTT, LASKIN, STROUT und STOKINGER (1950) hatten schon gefunden, daß die Toxizität von inhaliertem BeO von den physikalischen Eigenschaften, die durch eine verschiedene Herstellung entstehen, abhängt. Hunde, Meerschweinchen, Kaninchen und Ratten wurden täglich für 12—15 Tage einer Konzentration von 85 mg/m³ BeO-Aerosol ausgesetzt. Nicht toxisch war das Material, das auf 1350° erhitzt worden war und dessen Teilchengröße ca. 0,7 μ betrug. Hunde und Kaninchen, die einem BeO-Aerosol ausgesetzt worden waren, das durch Erhitzen von Be(NO$_3$)$_2$ auf 400° gewonnen wurde, zeigten Gewichtsverluste. Einer der beiden Hunde hatte eine bedeutende Herabsetzung der Blut-O$_2$-Spannung. 8 von 40 Ratten starben. CROSSMON und VANDEMARK (1954) konnten diese Ergebnisse bestätigen. Die hoch erhitzten BeO-Proben waren verhältnismäßig gering toxisch. Diese sind meistens doppelbrechend, während das bei niedrigeren Temperaturen hergestellte, toxischere BeO, einfachbrechend ist.

Ratten und Mäuse, die während 110 Tagen täglich für 2 Std feinen BeO-Aerosolen (0,002 und 0,02 mg BeO/l) ausgesetzt wurden, waren nach jeder Exposition in Erregung, später in Depression. Die Atemfrequenz stieg fortlaufend bis auf 140—150/min an. In den Lungen der Tiere fanden sich Rundzelleninfiltrate (MELNIKOV und EZKOVA, 1962).

8. Aufnahme, Verteilung und Ausscheidung

a) Resorption

Lösliche Be-Salze werden vom Magen-Darm-Kanal nur in geringen Mengen resorbiert. So fand STEIDLE (1937) nach oraler Verabreichung von 500 mg/kg Be(NO$_3$)$_2$ an eine Katze größere Mengen Be^{2+} in den Faeces, und nur ein kleiner Teil Be^{2+} war im Harn nachzuweisen. Nach oraler Verabreichung von ^{7}BeCl$_2$ an Ratten konnte nachgewiesen werden, daß höchstens 0,2% resorbiert wurden (CROWLY, HAMILTON und SCOTT, 1947). Die Resorption von Be aus dem Intestinaltrakt ist deshalb so gering, weil lösliche Be-Salze mit Serumproteinen ausgefällt werden (HYSLOP et al., 1943). Für die geringe Resorption von Be-Salzen durch den Magen-Darm-Trakt sprechen auch die toxikologischen Beobachtungen, daß es bei den Versuchstieren erst durch sehr hohe orale Dosen gelingt, ein Vergiftungsbild zu erzeugen.

Nach subkutaner, intraperitonealer und intramuskulärer Injektion werden die Be-Salze weitaus besser resorbiert, wie die toxikologischen Untersuchungen bei den verschiedenen Tieren gezeigt haben. 24 Std nach der intramuskulären Injektion von 20μC ^{7}BeCl$_2$ (in isotonischer Kochsalzlösung) bei 12 Ratten, fanden CROWLY, HAMILTON und SCOTT (1949), daß 40% des ^{7}Be von der Injektionsstelle resorbiert wurden. Nach 64 Tagen betrug die gesamte resorbierte Menge 80%.

Die typischen Vergiftungsbilder ließen sich auch nach Inhalation von niedrigen Konzentrationen an löslichen Be-Salzen erzeugen, so daß diese Salze also durch die Lungen sehr leicht in den Körper aufgenommen werden.

Natürlich führt die intravenöse Injektion dieser Be^{2+}-Verbindungen zu einem maximalen Effekt.

b) Verteilung und Retention

a) **bei Injektion.** STEIDLE (1937) konnte Be^{2+} nach subkutaner Injektion von $Be(NO_3)_2$ bei Ratten in der Leber, in den Nieren und im Blut, sowie in geringen Mengen im Gehirn und Skelettmuskel nachweisen. Nach der intravenösen Injektion von 0,7 mg $^7Be/kg$ als $^7BeSO_4$ sank bei Mäusen der Blutgehalt an ^7Be rasch nach der Injektion von ca. 51 % der injizierten Dosis nach einer Std, auf 9 % nach 7 Std. Nach der intramuskulären Injektion von $20\mu C$ $^7BeCl_2$ bei Ratten zeigten nach CROWLY, HAMILTON und SCOTT (1949) besonders die Leber und die Niere einen hohen Gehalt an ^7Be (ca. 5—9 %). Dieser Anteil nahm aber in 64 Tagen um das zehnfache ab. Das im Körper verbleibende ^7Be wurde dann hauptsächlich im Skelettsystem gefunden (auch POLICARD, 1952). Dort fanden sich 24 Std nach der Injektion 29 % des resorbierten ^7Be und nach 24 Tagen waren noch 27 % des im

Tabelle 12. *Verteilung von intravenös injizierten Beryllium-Verbindungen (24 h).*
(KLEMPERER, MARTIN und LIDDY, 1952)

Injiziertes Material	Aus-scheidung %	Knochen u. Knochen-mark %	Leber %	Milz %	Anzahl der Ratten
$^7BeCl_2$ trägerfrei, pH 2	47	43	4	0,1	10
$^7BeCl_2 + 0,15\ \mu Mol\ ^9BeCl_2$, pH 2 .	39	53	3	0,05	2
$^7BeCl_2 + 1,0\ \mu Mol\ ^9BeCl_2$, pH 2 . .	33	37	25	1,0	2
$^7BeCl_2$, trägerfrei, pH 6	18	17	59	1,7	9
$^7BeCl_2 + 1,0\ \mu Mol\ ^9BeCl_2$, pH 6 . .	11	13	44	6,0	2
$^7BeCl_2 + 0,15\ \mu Mol\ ^9BeCl_2 + 3\ \mu Mol$ Citrat, pH 6	35	50	2	0,15	2
$^7Be(OH)_2 + 0,3\ \mu Mol\ ^9Be(OH)_2$ . .	8	15	61	8,0	5

Tabelle 13. *Verteilung und Ausscheidung von kolloidalen Beryllium-Lösungen*
(KLEMPERER, MARTIN und LIDDY, 1952)

Art des injizierten ^7Be	Knochen und Knochenmark			Leber			Ausscheidung		
	1 Tag %	21 Tage %	Unter-schied %	1 Tag %	21 Tage %	Unter-schied %	1 Tag %	21 Tage %	Unter-schied %
trägerfrei, pH 2	46	48	+2	4	0,4	—3,6	39	49	+11
$^7Be(OH)_2 + 3\ \mu Mol$ . . . . $^9Be(OH)_2$	15	28	+13	61	23	—38	8	31	+23
trägerfrei, pH 6	12	22	+12	66	36	+30	17	35	+18

Körper verbleibenden ^7Be nachweisbar. Der ^7Be-Gehalt von Muskulatur und Milz blieb während des Versuchs konstant (1—2 %). 24—48 Std nach der intramuskulären Injektion von $^7BeCl_2$, $^7BeSO_4$ und ^7Be-Citrat (alle Verbindungen ohne Trägersubstanzen) bei Ratten betrug nach VAN CLEAVE und KAYLOR (1953) die im Muskel nachweisbare Radioaktivität noch 99 %, 92—97 % bzw. 11,6 %. Vom

[7]Be-Citrat waren 66,7 % ausgeschieden worden und der Rest fand sich in absteigender Reihenfolge im Knochen, Leber, Niere und Milz. Zu ähnlichen Ergebnissen führten auch die Versuche, wobei drei Be-Salze subkutan injiziert worden waren.

KLEMPERER, MARTIN und LIDDY (1952) injizierten intravenös bei Ratten reine [7]Be-Verbindungen und bestimmten nach 24 Std die [7]Be-Verteilung im Körper (Tab. 12). Die ionisierten Be-Verbindungen wurden zur Hälfte ausgeschieden und zur Hälfte im Knochen gespeichert. Kolloidales Beryllium (neutrale $BeCl_2$-Lösung oder $Be(OH)_2$ wurde überwiegend in der Leber gelagert. In den Knochen wurde Be^{2+} lange zurückgehalten, in der Leber aber rascher wieder mobilisiert und teils ausgeschieden, teils in den Knochen überführt (Tab. 13). Liegt also Beryllium in kolloidaler Form vor, so wird es wie andere Kolloide im reticuloendothelialen System gespeichert. Im Blut wird Be^{2+} hauptsächlich mit Citrat und zum Teil mit Oxalat transportiert. Dieser Be^{2+}-Anteil kann durch die Nieren ausgeschieden und in den Knochen abgelagert werden. Die Injektion von Be-Citrat führte nämlich ebenso zu einer Knochenablagerung wie kleine Mengen an Be-Ionen.

Die genauere Lokalisierung von [7]Be nach intraperitonealer oder intravenöser Injektion von 1,5—2 μC [7]$BeSO_4$, [7]$BeCl_2$ oder [7]Be-Citrat wurde in den Geweben von Ratten durch KAYLOR und VAN CLEAVE (1953) bestimmt. In der Leber fand sich [7]Be mehr an der Oberfläche als im Inneren, in der Milz im roten Mark und in den Nieren nur in der Rinde. Am distalen Ende des Femur wurde [7]Be zuerst im osteoiden Gewebe und erst nach 49 Tagen in diskreter Verteilung in der älteren Spongiosa gefunden. Unsicher war der [7]Be-Nachweis im kompakten Knochen, abgesehen von Spuren im Periost. Quantitative Angaben über die Verteilung von [7]$BeCl_2$ 2—6 Tage nach einer intraperitonealen Injektion von 300 μC bei Ratten

Tabelle 14. *Prozentuale Verteilung des injizierten [7]Be 12 Tage nach Verabreichung bei Ratten* (SCHUBERT und WHITE, 1950)

Gewebe	Gehalt in %
Femur	0,9
Leber	16,0
Pankreas	5,4
Milz	0,82
mesenteriale Lymphknoten	0,13
Niere	0,43
Lunge	0,13
Gesamturin	30,4
Gesamtfaeces	10,3

wurde auch von SCHUBERT und WHITE (1952) gemacht (Tab. 14). Die hohen [7]Be-Konzentrationen im Pankreas konnten jedoch VAN CLEAVE und KAYLOR (1953) nicht bestätigen.

VAN CLEAVE und KAYLOR (1953) bemerkten bei der intravenösen Injektion von [7]$BeCl_2$ und [7]$BeSO_4$ (trägerfrei) einen Unterschied in der [7]Be-Verteilung. Die Leberverteilung des Chlorides war ungefähr nur die Hälfte der des Sulfates. Auch wurde durch das Chlorid die hohe Konzentration des Sulfates in der Milz nicht erreicht. Die Ablagerung in der Niere und Nebenniere war bei Chlorid größer als bei Sulfat, ebenso ist es im Knochen. Die Hauptablagerungsstelle von [7]Be-Citrat war bei jeder Verabreichungsart (intraperitoneal, intravenös, subkutan) der Knochen. Es wird angenommen, daß die Unterschiede in dem Verhalten bei den verschiedenen chemischen Formen ein kolloidales Teilchengrößenphänomen sind. Da Be^{2+} über einem PH von 5,7 als unlösliches $Be(OH)_2$ von verdünnten anorganischen Lösungen niedergeschlagen wird, erscheint es unwahrscheinlich, daß $BeSO_4$ oder $BeCl_2$ als lösliche Verbindungen im Blut vorkommen. ALDRIDGE (1949) glaubt, daß eine lösliche Be-Verbindung zum größten Teil vom Blutprotein gebunden wird, das eine große Affinität für Be^{2+} hat. Große Kolloide werden rasch vom Blut geklärt und in der Leber und Milz gelagert ($BeSO_4$). Mit abnehmender Größe verschwinden die kolloidalen Teilchen langsam aus dem Blut und werden hauptsächlich im Knochenmark und in der Milz gespeichert ($BeCl_2$). Beryllium als komplexe Form, z. B. als Citrat, wird rasch ausgeschieden und hauptsächlich im Knochen abgelagert.

In den Versuchen von SCOTT, NEUMAN und ALLEN (1950) ergaben sich Unterschiede in der Be-Verteilung bei Kaninchen, denen intravenös $^7BeCl_2$ ohne oder mit Trägersubstanz (nicht radioaktives $BeCl_2$) injiziert worden war. Wurde ein Träger mit injiziert, so fand man ^7Be außer im Urin und in den Knochen auch in Milz, Leber und Knochenmark (Tab. 15, 16). Trägerfreies ^7Be wurde in den ein-

Tabelle 15. *Verteilung von ^7Be in verschiedenen Organen von Ratten und Kaninchen und dessen Ausscheidung in %* (SCOTT, NEUMAN und ALLEN, 1950)

Tierart	Verabreichung	Skelett	Leber	Milz	Niere	Urin	Faeces
Ratten	^7Be + Träger	35,2	14,0	2,8	0,6	26,1	12,6
Ratten	^{7} Be, trägerfrei	48,3	0,9	0,1	0,7	37,6	5,5
Kaninchen	^7Be + Träger	51,2	18,7	0,5	0,5	17,9	1,6
Kaninchen	^7Be, trägerfrei	53,0	5,7	0,1	0,7	32,9	2,3

Tabelle 16. *Verteilung von ^7Be im Skelett von Kaninchen in %/g Knochensubstanz* (SCOTT, NEUMAN und ALLEN, 1950)

Verabreichung	Tibia-Knochen-mark	Femur-Knochen-mark	Tibia-epiphyse	Femur-epiphyse	Tibia-diaphyse	Femur-diaphyse	Skelett total
^7Be, trägerfrei	0,02	0,05	0,4	0,2	0,2	0,3	0,2
^7Be + Träger	0,1	0,2	0,4	0,4	0,2	0,2	0,2

zelnen Organen anders gespeichert und ausgeschieden als trägergebundenes (STOKINGER, 1953). Die Ablagerung ist daher im Falle des Beryllium eine Funktion der Beschaffenheit des Organismus, besonders der PH-Werte, die ihrerseits von der Menge des zugeführten Be^{2+} abhängen.

β) **bei Inhalation.** STOKINGER, STEADMAN und ROOT (1950) fanden nach der Inhalation von löslichen Be-Salzen ($BeSO_4$, BeF_2), daß die Ablagerung von Be im Körper der Versuchstiere wie folgt in absteigender Reihenfolge stattfindet: Lunge, pulmonare Lymphknoten, Knochen, Leber und Niere. Auf der Basis des totalen Organgehaltes retinierte das Skelet die Hauptmenge des Be^{2+} im Körper (50—80 %), wenn das inhalierte Aerosol eine lösliche Verbindung ist. Ist es unlöslich, so blieb der Hauptteil in der Lunge. Pro Gewebsgewicht enthielten die Lungen, gleichgültig von der Löslichkeit der Be-Verbindungen, stets die größte Menge Be^{2+} (99 %). Die Elimination von den Lungen (halbe biologische Retentionszeit) betrug für wasserlösliche Be-Salze bei Kaninchen 23 Tage und beim Hamster 112 Tage. Diese Zeit war für den Knochen noch nicht zu bestimmen, sie scheint aber mehr als 1 Jahr zu betragen. Nach Inhalation von BeF_2 (10 mg/m³) zeigte nach STOKINGER, SPIEGL, ROOT, HALL, STEADMAN, STROUT, SCOTT, SMITH und GARDENER (1953) die Verteilung von Be^{2+} in den Organen verschiedener Tiere, daß der Be-Hauptteil sich in den Lungen und in den pulmonaren Lymphknoten fand (Tab. 17, 18). Es bestand kein Verhältnis im Gewebegehalt zwischen Be^{2+} und F^-. Bei Vergleich der Berylliummenge in den Lungen ergab sich ein großer Teil in Skelet, Leber, Milz und Nieren von Hunden nach Inhalation von BeF_2, mehr als bei dem unlöslichen BeO und dem leicht löslichen dissociierten $BeSO_4$ (Tab. 19). Je nach der eingeatmeten Menge $BeSO_4$ erfolgte bei Ratten und Hunden die Verteilung nach STOKINGER

Tabelle 17. *Ablagerung von Beryllium in den Geweben von Hunden, die an 47—207 Tagen täglich einer BeF_2-Konzentration von 1 mg/m³ ausgesetzt waren* (STOKINGER, SPIEGL, ROOT, HALL, STEADMAN, STROUT, SCOTT, SMITH und GARDENER, 1953)

Gewebsart	γ Be/g Gewebe
Lunge	0,63—11,7
pulmonare Lymphknoten	2,0 —36,5
Leber	0,29— 2,15
Femur-Epiphyse	0,54— 3,0
Femur-Schaft	0,17— 1,49
Femur-Knochenmark	0,05— 0,30
Rippe	0,45— 1,28
Milz	0,12— 0,48
Niere	0,05— 0,33
Schilddrüse	0,03— 0,17
Magen	0,04— 0,11
Pankreas	0,01— 0,04
Nebennieren	0,02— 0,03

Tabelle 18. *Ablagerung von Beryllium bei verschiedenen Tierarten, die einer BeF_2-Konzentration von 1 mg/m³ ausgesetzt waren* (STOKINGER, SPIEGL, ROOT, HALL, STEADMAN, STROUT, SCOTT, SMITH und GARDENER, 1953)

Expositionstage	Kaninchen 102	Katze 102	Hund 87	Hund 207	Ratte 35
Organe		γ Be/g Gewebe			
Lunge	20,0	8,2	4,27	11,7	3,3
Femur-Epiphyse	0,25	2,2	1,37	3,0	0,51
Leber	0,05	0,8	1,15	2,15	0,01
Niere	0,05	0,04	0,2	0,2	0,05

Tabelle 19. *Vergleich des durchschnittlichen Be-Gehaltes der Gewebe von Hunden nach der Inhalation von löslichen und unlöslichen Be-Verbindungen* (STOKINGER, SPIEGL, ROOT, STEADMAN, STROUT, SCOTT, SMITH und GARDENER, 1953)

	BeF_2	$BeSO_4$	BeO
Konzentration, mg/m³	1,0	1,0	10,0
Expositionstage	87	100	40

Gewebsarten	γ Be/g Gewebe (ausgedrückt als % des Be-Gehaltes der Lungen)		
Lunge	100,0	100,0	100,0
pulmonare Lymphknoten	199,0	116,0	397,0
Femur	17,1	5,0	0,61
Leber	26,9	1,0	0,60
Milz	4,1	1,3	0,15
Niere	2,8	0,5	0,22

(1953) in den verschiedenen Geweben unterschiedlich. Bei zunehmender Konzentration an $BeSO_4$ stieg der Gehalt in der Leber relativ zu dem in der Lunge steiler an (ähnlich auch bei der intravenösen Injektion).

Tabelle 20. *Verteilung von trägerfreiem ⁷Be bei weiblichen Ratten, die in verschiedenen Zeiten nach der intratrachealen Injektion von ⁷Be in 1%iger Zitronensäure (pH 5,0) getötet wurden* (VAN CLEAVE und KAYLOR, 1955)

Zeit der Tötung	4 Tage	16 Tage	35 Tage	139 Tage	200 Tage
Dosis, mC/kg	3,72	7,27	16,60	14,60	13,70
Retention in %	21,02	27,58	25,07	16,62	16,08
Ausscheidung in %	78,98	72,42	74,90	83,38	83,92

Durchschnittlicher Gesamtorgangehalt in % der retinierten Dosis					
Leber	6,79—2,51	2,59—1,03	0,52—0,17	0—0	0—0
Milz	0,30—1,02	0,27—1,00	0,40—1,45	0—0	0—0
Nieren	2,40—3,19	0,80—1,13	0,82—1,10	0—0	0—0
Nebennieren	0,01—0,19	0,01—0,09	0—0	0—0	0—0
Blut	0,75—0,09	0,49—0,06	0,43—0,05	0—0	0—0
Gastrointestinal- trakt und Inhalt	1,58—0,22	0,13—0,02	0,01—0,01	0—0	0—0
Magen	0,04—0,05	0—0	0,03—0,01	0—0	—
Dünndarm	0,45—0,15	0,10—0,04	0,03—0,01	0—0	—
Cäcum	0,62—0,53	0,02—0,03	0—0	0—0	—
Dickdarm	0,18—0,24	0—0	0—0	0—0	—
Pancreas und Fett	0,29—0,25	0—0	0—0	0—0	—
Speiseröhre	0,01—0,11	0,02—0,25	0,01—0	0—0	0—0
Skeletmuskel	3,79—0,08	2,36—0,05	0—0	0—0	0—0
Gehirn	0,05—0,05	0—0	0—0	0—0	0—0
Fell	1,77—0,09	0,68—0,03	0,82—0,04	0—0	0—0
Femur	2,12—7,91	3,77—9,86	3,77—11,55	4,50—12,02	4,67—15,2
Knochenmark	0,02—0,57	0,01—0,93	0,01—0,37	0,03—1,35	0,02—1,19
proxim. Epiphyse	0,74—6,49	0,95—8,08	1,16—10,87	1,31—11,27	1,20—15,13
distale Epiphyse	1,71—11,33	2,08—13,55	1,91—15,25	2,14—16,27	2,31—19,58
Schaft	0,64—5,27	0,70—7,09	0,68—9,32	1,01—9,70	1,14—13,05
Trachea	0,55—5,78	0,58—8,62	0,51—6,15	0,59—7,17	0,82—11,47
Thymus	0,023—0,21	0—0	0—0	0—0	0—0
gesamte Mediastinal lymphknoten	0,173—1,67	0,10—1,63	0,15—1,06	0,09—0,85	0,10—0,73
Lungen	11,87—17,33	4,07—6,89	4,87—8,12	2,53—3,96	3,67—7,57

VAN CLEAVE und KAYLOR (1955) töteten 1—315 Tage nach der intratrachealen Injektion von ⁷BeSO₄ bzw. ⁷Be-Citrat die Ratten und maßen die Radioaktivität in den Ausscheidungsprodukten und Organen (Tab. 20). Wurde die Citrat-Verbindung gegeben, so erfolgte aus der Lunge ein weitgehender Abtransport der Aktivität innerhalb der ersten 4 Tage. 79% der Gesamtdosis waren während dieser Zeit bereits durch Harn und Faeces ausgeschieden oder im Skelet deponiert. BeSO₄ wurde in der Lunge etwas langsamer mobilisiert (16 Tage), wobei die Elimination bevorzugt über die mediastinalen Lymphwege stattfand. Ein Teil des BeSO₄ wurde bis zu 315 Tagen in der Lunge festgehalten.

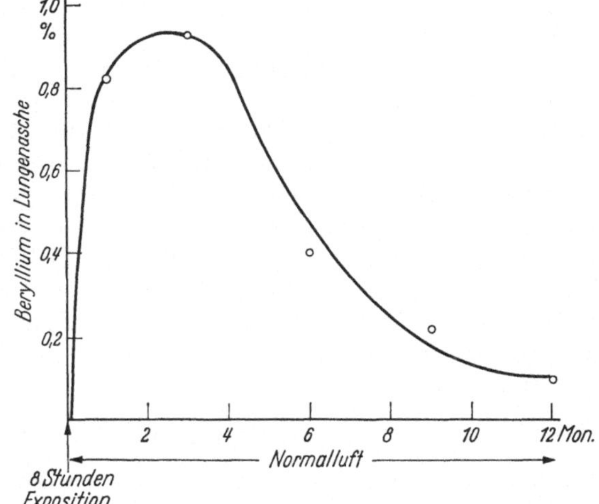

Abb. 7. Retention und Elimination von Beryllium nach akuter Exposition von Ratten mit ZnMnBeSiO₄ (SCHEPERS, 1962a)

Nach einmaliger 8-stündiger Exposition von Ratten bei einer $ZnMnBeSO_4$-Konzentration von 1,26 mg/ft[3] fand SCHEPERS (1961, 1962 a) zunächst in den folgenden 4 Monaten eine ständig steigende Zunahme des Be-Gehaltes in der Lungenasche. Dann folgte anschließend eine erst schnelle, dann geringer werdende Verminderung der Be-Konzentration in den Lungen (Abb. 7). Dagegen nahm der Be-Gehalt in den Lungen von 48 Ratten, die täglich für 8 Std während 6 Monaten an 5 Tagen in der Woche einer $BeSO_4$-Konzentration von 12 γ/ft[3] ausgesetzt waren, auch noch während der 18 Monate dauernden Nachbeobachtungsperiode zu (Abb. 8). Dieses bedeutet eine Redeposition von Be in die Lungen aus extrapulmonaren Speicherbezirken.

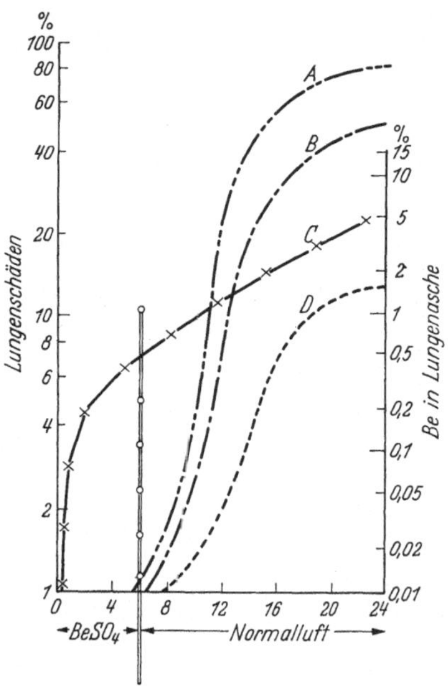

A = Epithelisation B = Granulomata
C = Carcinomata D = Be-Konz. in Lungenasche
Abb. 8. Beziehung zwischen Beryllium-Exposition und Retention und Ausbildung von proliferativen Lungenschäden bei Ratten (SCHEPERS, 1962a)

γ) **Transport im Blut.** Zur Klärung des Be^{2+}-Transportes im Blut wurden von FELDMAN, NEUMAN, HAVILL und DANLEY (1952) und FELDMAN, HAVILL und NEUMAN (1953 a, b, c) in vitro Versuche durchgeführt. Zunächst zeigte eine Ultrafiltration, daß nach Mischung von Be-Salzen mit normalem Blutserum Be^{2+} nicht in einem diffusierbaren Stadium bleibt. Wurde jedoch dem Serum Citrat zugesetzt, so blieb das Be^{2+} bis zu einem Betrag von weniger als 0,01 mg% mit 3,8 mg% zugegebenem Citrat und bis über 2 mg% bei 154 mg% Citrat filtrierbar. Eine Bindung des Be^{2+} durch Albumin, Globulin OH^- oder anorganischem Phosphat trat nicht auf, da Be^{2+} in normalem Serum nicht diffundierbar ist. Ein organisches Phosphat ist für die Bindung nicht zu erwarten. Weiter wurden Dialyseversuche mit sek. Natriumphosphat, Essigsäure, Milchsäure, Oxalsäure, Weinsäure, Malonsäure, Zitronensäure, Adenylsäure, Adenosindiphosphat, Adenosintriphosphat, Desoxiribonucleinsäure, Glucose-1-phosphat, β-Glycerophosphat, Natriumdicarbonat, Heparin und Cystein unter Zusatz von trägerfreiem $^7BeCl_2$ gemacht. Teils wurden die Versuche in einem Barbituratpuffer, teils im Plasma oder Serum bei PH 7,5—7,6 ausgeführt. Anorganisches Phosphat im Plasma fällte Be^{2+} weitgehend aus, so daß ein erheblicher Teil nicht transportfähig war. Der diffusionsfähige Anteil von Be^{2+} wanderte vor allem mit den Citrat-Ionen. Auch Malonsäure und $NaHCO_3$ tragen zum Transport in geringem Grade bei. Die Polyphosphatverbindungen, einschließlich der Pentosenucleinsäuren bildeten mit Be^{2+} leicht dissociierbare Komplexe. Es zeigte sich also, daß das Be^{2+} im Plasma, Serum und wässrigen Lösungen hauptsächlich durch Citrat und anorganischem Phosphat transportfähig wird. Eine wesentliche Zwischenwirkung zwischen Be^{2+} und Protein ergab sich nur bei trägerfreiem Be^7.

c) Ausscheidung

3 Std nach der subkutanen Injektion von $Be(NO_3)_2$ konnte STEIDTLE (1937) bei Ratten im Urin Be^{2+} nachweisen. Bei dem nach 3 Tagen erfolgtem Tod war Be^{2+} im Inhalt des Dickdarmes in verhältnismäßig großer Menge, in den Nieren

nur noch in Spuren vorhanden. Es fand sich nach 48 Std nur noch wenig Be^{2+} im Urin, aber ziemlich viel in den Faeces. Be^{2+} wird also zunächst in erster Linie durch die Nieren, später auch durch den Darm ausgeschieden. Nach der intramuskulären Injektion von $^7BeCl_2$ wurden von Ratten nach 24 Std 54 % des resorbierten ^7Be im Urin und nach 64 Tagen 70 % des resorbierten ^7Be durch die Nieren und den Darm ausgeschieden (CROWLY, HAMILTON und SCOTT, 1949).

SCHUBERT und WHITE (1950) konnten nach der intraperitonealen Injektion von $^7BeCl_2$ bei Ratten in den Ausscheidungsprodukten 13,6 % der verabreichten Radioaktivität nachweisen. Nach der intraperitonealen Injektion von ^7Be-Citrat betrug die Ausscheidung 40 %. Dieser Ausscheidungsbetrag wurde durch die Verabreichung der Salze von Calcium, Natrium, Zirkonium oder Thorium nicht beeinflußt. Auch beim Hund zeigte die intravenöse Injektion von $^7BeCl_2$ ein ähnliches Absinken des Ausscheidungsbetrages und stabilisierte sich erst nach ca. 3 Wochen auf ca. 0,005 % der injizierten Dosis/Tag in den Faeces und im Urin auf ca. 0,05 %. Die Ausscheidungsmenge wurde durch Citrat in dieser Zeit nicht verändert. Die Verfasser fanden ebenso wie VAN CLEAVE und KAYLOR (1953), daß bei Ratten nach intravenöser Injektion von $^7BeCl_2$ die Ausscheidung des Chlorides früher begann und schneller war, als bei Sulfat, obwohl der Ausscheidungsbetrag bei beiden ungefähr gleich war. Die Verschiedenheiten in der Be-Ausscheidung unter den Geweben hängt von den chemischen und physikalischen Eigenschaften der Verbindungen ab.

Auch nach intratrachealer Injektion von $^7BeSO_4$ bzw. ^7Be-Citrat war die Ausscheidung von ^7Be im Harn in den ersten 24 Std am stärksten und sank innerhalb weniger Tage auf sehr kleine Werte ab, die nach etwa 75 Tagen unmeßbar klein waren (VAN CLEAVE und KAYLOR, 1955).

Nach den Untersuchungen von KLEMPERER, MARTIN und LIDDY (1952) und VAN CLEAVE und KAYLOR (1953) wird der größte Teil des in löslichen Salzen enthaltenen Berylliums als Citrat-Komplex durch die Nieren ausgeschieden.

Nach der intravenösen Injektion von ^7Be-Salzen ohne Trägersubstanz wurde bei Kaninchen und Ratten die Hauptmenge im Urin ausgeschieden und im Knochen deponiert (SCOTT, NEUMAN und ALLEN, 1950). Wurde ein Träger mit injiziert,

Tabelle 21. *^7Be-Harnausscheidung in % bei Kaninchen nach intravenöser Verabreichung* (SCOTT, NEUMAN und ALLEN, 1950)

	6 h	24 h	48 h	72 h	96 h	120 h	144 h	168 h	Gesamtmenge
^7Be, trägerfrei	27,3	1,5	0,7	0,7	0,6	0,6	0,5	0,5	32,4
^7Be mit Träger	12,2	1,8	0,9	1,3	0,8	0,6	0,7	0,5	18,7

Tabelle 22. *Tägliche fäkale Ausscheidung von ^7Be bei Kaninchen und Ratten nach intravenöser Injektion von ^7Be.* (SCOTT, NEUMAN und ALLEN, 1950)

Tierart	Verabreichung	1. Tag	2. Tag	3. Tag	4. Tag	5. Tag	6. Tag	7. Tag	Gesamt
Kaninchen	^7Be, trägerfrei	0,1	0,3	0,3	0,5	0,3	0,3	0,2	2,0
Ratten	^7Be + Träger	4,2	1,6	2,0	1,2	1,1	1,0	0,7	11,8
Ratten	^7Be, trägerfrei	3,5	0,8	0,4	0,3	0,2	0,2	0,2	5,6

so fand man ^7Be außer im Urin und in den Knochen auch in Milz, Leber und Knochenmark. Auch in den Faeces wurde mehr ^7Be ausgeschieden, wenn ein Träger vorhanden war. Die Harnausscheidung von ^7Be bei Ratten betrug während 24 Std: Isotop 31,1—38,8 %; Isotop + Träger 20,5—24,2 % (Tab. 21, 22).

UNDERWOOD (1951) und UNDERWOOD, NEUMAN und ROUSER (1952) beobachteten, daß die intravenöse Injektion von trägerfreiem $^7BeCl_2$ beim Kaninchen

eine wesentlich niedrigere Clearance als die gleichzeitige Inulin-Clearance hatte.
Die Trägersubstanz veränderte die Be-Clearance kaum. Lag Be^{2+} als Be-Citrat-
Komplex vor, so war die Clearance viel größer, obwohl Ultrafiltrationsstudien
zeigten, daß Be^{2+} eine nicht diffusierbare Form beim Menschen mit dem Blut gibt.
Da das Verhältnis Be-Clearance/Inulin-Clearance sehr stark variierte, wird angenommen, daß die beiden Substanzen nicht durch den gleichen Mechanismus ausgeschieden werden, und es wird ein tubulärer Ausscheidungsmechanismus für möglich gehalten, obwohl p-Aminohippursäure und Carinamid ohne Einfluß auf die
Be-Ausscheidung waren. Als Stütze dieser Auffassung sehen sie auch das negative
Ergebnis ihrer Versuche über die Unfiltrierbarkeit aus Blutplasma an. Beryllium
existiert im Plasma in einer nicht diffusiblen Form.

9. Wirkung auf einzelne Organsysteme

a) Herz, Kreislauf und Blut

RICHTER (1930), LORENZ (1936) und STEIDLE (1937) sahen am isolierten
Froschherzen, daß $Be(NO_3)_2$ in Verdünnungen über $1:100000$ keine Wirkung
hatte. In Konzentrationen von $1:50000—1:100000$ führte es gelegentlich zu einer
ganz geringen, nach wenigen Minuten vorübergehenden Abnahme der Hubhöhe.
In Konzentrationen von $1:10000—1:40000$ hatte $Be(NO_3)_2$ meist eine beträchtliche Verkleinerung der Kammerkontraktion zur Folge, in einigen Fällen auch eine
Verlangsamung der Schlagfolge. Ausnahmsweise kam es schon bei diesen Konzentrationen zu einem diastolischem Herzstillstand. Durch $Be(NO_3)_2$-Konzentratio-
nen von $1:3000—1:8000$ wurde in 40 sec bis 1 min ein reversibler, durch eine
Konzentration von $1:2000$ in 20 sec ein irreversibler Herzstillstand herbeigeführt,
wobei eine vollkommene Erschlaffung des Herzmuskels stattfand. $BeCl_2$ wirkte
in gleicher Weise (auch MEZEY, 1937). In den Konzentrationen $1:50000—1:60000$
verursachte es eine leichte, in den Konzentrationen $1:30000$ und $1:40000$ eine
starke Abnahme der Herzkontraktion. Durch Atropin war die Wirkung auf iso-
lierte Froschherzen weder zu verhüten noch aufzuheben. Be^{2+} konnte das Ca^{2+} in
der Ringer-Lösung für Froschherzen nicht ersetzen. DULIERE und DE BORG GRAEF
(1928) fanden, daß an Froschherzen Be^{2+} zu $^2/_3$ das Ca^{2+} bei der Erregbarkeit und
auch in gewissem Maße das Mg^{2+} ersetzen kann. Setzte MEZEY (1937) der Bade-
flüssigkeit nach Zugabe von $BeCl_2$ (bis $1:50000$) $SrCl_2$ ($1:600$) zu, so begannen die
bisher sinkenden Hubhöhen unter gleichzeitig einsetzender Verkleinerung der
Amplituden anzusteigen. Ba^{2+} hielt die Be^{2+}-Wirkung nicht auf. Auch $CaCl_2$
(bis $1:2500$) vermag die Be^{2+}-Wirkung nicht zu beeinflussen. Die Be^{2+}-Wirkung
am Herzen drückte sich auch in den elektrocardiographischen Veränderungen bei
Vergiftungen mit Fluorberyllatdämpfen beim Menschen aus (GELMAN, BRAUN,
LEWINA, 1936).

An Laewen-Trendelenburg'schen Froschgefäß-Präparaten war $Be(NO_3)_2$ in
der Konzentration $1:10000$ wirkungslos. Stärkere Konzentrationen ($1:200$ bis
$1:1000$) führten zu einer vorübergehenden Verengung der Gefäße (STEIDLE, 1937).
Nach WOLTER (1940) hängt die Verengung der Blutgefäße (isoliertes Kaninchen-
ohr) sowohl mit der Be^{2+}-Wirkung auf das zentrale als auch auf das periphere
Nervensystem zusammen. SUTTON (1937) stellte bei der akuten Be^{2+}-Vergiftung
bei Ratten eine Blutdrucksenkung fest.

Eine Steigerung des Hämoglobin- und Erythrocytengehaltes nach Verabreichung von toxischen Mengen an Be-Salzen sahen ULLOA (1936) bei Kaninchen
und SUTTON (1939) bei Ratten, während FABRONI (1933) nach intravenöser Injektion von $Be(OH)_2$ bei Ratten eine Abnahme des Erythrocyten-, Leucocyten- und

Hämoglobingehaltes bei mäßiger Steigerung der Monocyten und der Übergangs-formen im Blut berichtete. MASOERO (1952) fand bei Meerschweinchen, die täglich subkutan 3 mg/kg BeO injiziert bekamen, nur zu Beginn einen Anstieg des Hämo-globin- und Erythrocytengehaltes im Blut, dann bildete sich eine macrocytäre hypochrome Anämie und Lymphocytose aus. Es wurde angenommen, daß das BeO eine Knochenmark-stimulierende Wirkung besitzt, wobei die leichte Ery-throcytenverringerung als Folge einer vermehrten Hämatokaterese betrachtet wird. Auch nach Inhalation von Be-Salzen beobachteten STOKINGER, STROUT und ROOT (1951) bei Hunden, Ratten und Kaninchen die Ausbildung einer milden macrocytären Anämie. Eine Behandlung mit Leber-/Magenpräparaten, Folsäure und Vitamin B_{12} war erfolglos. Die Erholung trat bei den Hunden nach 3—4 Monaten spontan auf, obwohl noch beträchtliche Be-Mengen in den Geweben waren. Der Einbau von ^{14}C-Acetat in Kaninchenhämoglobin erfolgte bei durch BeF_2-Inhalation anämisch gemachten Tieren in viel geringerer Menge als bei normalen Tieren. Bei den anämischen Kaninchen erreichte 21—48 Std nach der Isotopen-Injektion die Radioaktivität im Globin nur ca. 35—75 % der Aktivität von unbehandelten Tieren. Im Protoporphyrin, das aus dem Hämoglobin der zirkulierenden Erythrocyten isoliert worden war, betrug die inkorporierte Gesamt-dosis an ^{14}C etwa $^1/_{10}$ derjenigen von Globin. Auch hier war ein relativ geringerer Einbau von ^{14}C bei den anämisch gemachten Tieren gegenüber den Kontrollen erfolgt. Da die Erniedrigung des Einbaues von Acetat ebenso die Globin- als auch die Proporphyrinkomponente betraf, nahmen STOKINGER, ALTMAN und SALOMON (1953) an, daß BeF_2 das intermediäre Verweilen der Erythrocyten verlängert.

Eine vollständige Hämolyse der Rindererythrocyten kam durch eine $Be(NO_3)_2$-Konzentration von 1:500 zustande. Ähnlich wurde auch durch $BeCl_2$ nur in mittleren Konzentrationen (1:100—1:500) eine Hämolyse bei Rindererythrocyten bewirkt (STEIDLE, 1937).

Nach der Inhalation von 1,5 mg Be^{2+}/m^3 oder der intravenösen Injektion von 25—400 γ Be^{2+}/kg als $BeSO_4$ wurde beim Hund das Verhältnis der Phosphor-lipoide zum freien Cholesterin in den Erythrocyten teilweise stark erniedrigt (SPIEGL, LA FRANCE und ASHWORTH, 1953).

Bei Ratten bewirkten tödliche Dosen $BeSO_4$ nach 24 Std eine Herabsetzung der Temperatur und der Durchblutung der Leber (STONER, 1956).

Die natürlich vorkommenden hämolytischen Antikörper der Hammelerythro-cyten im Meerschweinchenserum wurden durch die Injektion von $BeCl_2$ vermehrt (MACKIE, 1925).

SUTTON und NELSON (1938) beobachteten bei der akuten Be^{2+}-Vergiftung zuerst eine Erhöhung des Blutzuckers bei Ratten. Aber $BeSO_4$ steigerte den Nüchternblutzucker bei Ratt enweniger als Zinksalze (SUTTON, 1939). Nach sub-kutanen Injektionen von BeO sah DE CONCILIIS (1939, 1940) bei Kaninchen bei einigen Tieren teils eine Erhöhung und teils eine Senkung des Blutzuckerspiegels. Die Blutzuckerwerte betrugen 6 Std nach intraperitonaler Injektion von $BeCl_2$ (5 bzw. 15 mg Be/kg) bei Ratten 200—240 bzw. 380 mg % (DU BOIS, 1950). Die Be-Salze wirken auf den Kohlenhydratstoffwechsel durch Störung der Leber-funktion.

b) Skelet

Schon frühzeitig wurde beobachtet, daß die Verabreichung von $BeCO_3$ bei Ratten zu einem rachitisähnlichen Bild (Beryllium-Rachitis) führte (BRANNION, GUYATT und KAY, 1934; GUYATT, KAY und BRANNION, 1933; JACOBSEN, 1933; KAY und SKILL, 1934; SOBEL, GOLDFARB und CRAMER, 1935; JONES, 1938; BUSINCO, 1939). Die Beryllium-Rachitis bildete sich bei einem Zusatz von 0,5 bis

1,0 % $BeCO_3$ im Futter meist nach 15—18 Tagen bei Ratten aus. Zu schwerer Rachitis kam es auch bei Hunden, deren Futter 0,75 % $BeCO_3$ enthielt (Jones, 1935). Dabei war der anorganische Phosphorspiegel im Blutplasma bereits nach 1 Woche erniedrigt. Bei einer 0,5 %igen $BeCO_3$-Kost sank der Wert für den anorganischen Phosphor im Blut von 7,7 auf etwa 3,2 mg %. Ebenfalls waren die Phosphorsäureester in den Blutkörperchen und in der Leber erniedrigt (GUYATT, KAY und BRANNION, 1933; KAY und SKILL, 1934). Eine chemische Analyse der Knochen zeigte einen niedrigen Mineralgehalt und kaum meßbare Be-Mengen in der Knochenasche (BRANNION, GUYATT und KAY, 1931).

Auch bei jungen Ratten, die täglich 0,015—0,25 g $BeCO_3$ in der Milch erhielten, waren die rachitischen Veränderungen nach 15—40 Tagen nachweisbar. Die Verfütterung dieser Milch an trächtige Ratten führte zum frühzeitigen Tod der neugeborenen Tiere. Das $BeCO_3$ wurde auch durch die Muttermilch übertragen (BUSINCO, 1939). Ein Zusatz von 0,5 % $BeCO_3$ im Futter hatte auf die Knochenbildung bei Hühnchen wenig oder keine Wirkung. Aber ein 1—2 %iger $BeCO_3$-Zusatz im Futter ergab Rachitis mit niedrigem anorganischem Phosphatgehalt im Plasma, Calcifizierungsstörungen und Schädigungen der Knochenentwicklung. Hühnchen sind also gegen eine Beryllium-Rachitis resistenter als Ratten (BRANNION, TISDALL und DRAKE, 1939).

Rachitische Veränderungen in den Zähnen und Kiefernknochen fanden GORLIN (1951) bei Kaninchen, CASAROTTI (1952 a, b) bei Hunden (25 %ige Abnahme des Ca-Gehaltes in den Zähnen bei Verfütterung von täglich 1—3 g $BeCO_3$ im Futter, alle Tiere nach 104—109 Tagen tot) und WENTZ (1954) bei Ratten nach $BeCO_3$-Verfütterung.

Auch bei intraperitonealer und intravenöser Verabreichung von Be-Salzen kam es bei Kaninchen zu Knochen und Zahnschäden (CLOUDMAN et al., 1949; MAYNARD, DOWNS und SCOTT, 1950).

KAY und SKILL (1934) hatten angenommen, daß die Beryllium-Rachitis durch Bildung von unlöslichem Beryllium-Phosphat zustande kommt. Dagegen stellten SOBEL, GOLDFARB und CRAMER (1935) fest, daß bei der Beryllium-Rachitis ein lokaler Faktor am Knochen eine Rolle spielen müsse. Gegenüber der McCollum-Rachitis zeigten die Knochen der Beryllium-Tiere nämlich eine stark abgeschwächte Verkalkungsneigung in vitro. Auch hatten Vitamin-D-Gaben, Lebertran, bestrahltes Ergosterin und UV-Licht (BRANNION, GUYATT und KAY, 1931; GUYATT, KAY und BRANNION, 1933; SOBEL, GOLDFARB und CRAMER, 1935) keinen Einfluß auf die Ausbildung der Erkrankung bei Ratten und Kaninchen. Das Vitamin D ist also nicht in der Lage, die Entstehung der Beryllium-Rachitis zu verhindern, obwohl es eine Erhöhung des Ca × P-Produktes verursacht. Auch SOBEL (1952) beobachtete, daß bei der Beryllium-Rachitis der Ratten das minimale Ca × P-Produkt, das zur in vitro-Calcifizierung von rachitischen Knochenknorpeln nötig ist, höher als bei der gewöhnlichen Rachitis war. Ein weiteres Argument gegen die Phosphatresorptionsstörungstheorie ist die Tatsache, daß die Beryllium-Rachitis nach Weglassen von $BeCO_3$ im Futter von selbst heilt.

Nach den Untersuchungen von WENTZ, SCHOUR und WEINMANN (1958) ergab sich aber bei gleichzeitiger Verabreichung von $BeCO_3$ (6 %) und sehr hohen Vitamin-D-Gaben im Futter bei Ratten nur eine milde oder subklinische Rachitis. Dabei blieb aber der anorganische P-Gehalt im Blut normal. Es wird deshalb vermutet, daß die Beryllium-Rachitis von einer verminderten P-Resorption aus dem Darm abhängt. Durch hohe Vitamin-D-Gaben wird diese jedoch wieder verbessert.

So sind also die biochemischen Mechanismen, die für das Auftreten der Beryllium-Rachitis verantwortlich sind, noch nicht klar erkannt und vermutlich sind die Ursachen dieser in Resorptionsstörungen und lokalen Faktoren zu suchen.

Unter gewissen Bedingungen ist aber die Skeletreaktion gegenüber Be-Verbindungen mehr die einer Osteosklerose als einer Rachitis. GARDNER (1946) sah nach Injektion von Be oder $ZnBeSiO_4$ bei Kaninchen eine korticale Sklerose der Röhrenknochen, Wirbelsäule und Rippen. CLOUDMAN et al. (1949) und SCOTT (1950) konnten nach intravenöser Injektion von $ZnBeSiO_4$ oder $BeSO_4$ Osteosklerose in den langen Knochen, Becken und Schädel von Ratten und Mäusen zeigen. Die Beziehung zwischen Be-Rachitis und Be-Osteosklerose ist nicht bekannt. Unter den menschlichen Fällen von Be-Erkrankung wurde Rachitis nicht beobachtet.

Durch die Verfütterung von $Be(HCO_3)_2$ (1,1 bzw. 2,0 %ig) konnte FABRONI (1935) bei Meerschweinchen ebenso wie DUNCAN und MILLER (1936) nach Gaben von Beryll-haltigem Grünfutter (30—60 %ig) bei Ratten, Hühnern und Hunden eine Rachitis nicht erzeugen.

Die Entwicklung der Daunenfeder wurde durch Be^{2+} gehemmt (HAMILTON und KONING, 1956).

Die Einwirkung von Be-Salzen auf rachitische Knochenknorpelschnitte in vitro wurde früher schon berichtet (S. 11).

c) Darm

Die Glucoseresorption des Rattendünndarms wurde durch 10^{-1} Mol $BeSO_4$ um durchschnittlich 34 % gehemmt (SOLS und DIERSSEN, 1951). In kleineren Konzentrationen sahen VEERKAMP und SMITS (1953) keine Beeinflussung der Glucoseresorption im Dünndarm von Ratten. Die Resorption von anorganischem Phosphat wurde bei Schweinen nach oraler Verabreichung von $BeCO_3$ durch die Bildung des unlöslichen $Be_3(PO_4)_2$ herabgesetzt (MOORE und TYLER, 1955).

Am in vivo perfundierten Ratten-Dünndarm wurde durch einen Zusatz von Ca- oder Be-Ionen die ^{45}Ca-Resorption stärker reduziert als die von ^{85}Sr (MRAZ, 1962).

d) Uterus

Auf die Tätigkeit eines Muskelstreifens vom Schweineuterus hatte $Be(NO_3)_2$ in physiologischer Kochsalzlösung in einer Konzentration von 1:100000 keinen Einfluß. In einer Konzentration von 1:10000 führte es zu einer rascheren Aufeinanderfolge der Kontraktionen unter gleichzeitiger Verminderung der Kontraktionsgröße (STEIDLE, 1937). Die Wachstumswirkung von Östradiol auf den Uterus von ovariektomierten Ratten wurde durch Be-Salze gehemmt. VELARDO (1951) fand dann im Uterusgewebe den Gehalt an Stickstoff, Fett und Glycogen vermindert.

e) Schilddrüse

Auf die Jodaufnahme der Schilddrüsen von Ratten hatten 0,01 Mol $BeSO_4$ keinen Einfluß (SLINGERLAND, 1955). Zu gleichen Ergebnissen kamen FREINKEL und INGBAR (1955), die die Anhäufung von ^{131}J in Schilddrüsenschnitten bei Schafen untersuchten.

f) Leber

PAGET (1961) untersuchte bei Mäusen den Effekt von $BeSO_4$ auf die durch Chloroform bedingte Lebernekrose. Nach intraperitonealer Injektion von 5,0 mg $BeSO_4$/kg erhielten die Mäuse an den folgenden 1—5 Tagen subkutan je 1,25 ml Chloroform/kg und wurden dann nach 24 Std getötet. Aus Tab. 23 ist ersichtlich, daß die Lebergewichte der mit Chloroform oder mit $BeSO_4$ + Chloroform behan-

delten Tiere geringer waren als die der unbehandelten Kontrollen und die nur mit
$BeSO_4$ behandelten Tiere. Während der Wassergehalt der Leber aller Gruppen
ungefähr gleich blieb, nahm ihr Fettgehalt nach Chloroform-Injektion erheblich
zu. Wurde Chloroform 48 Std und mehr nach der Beryllium-Injektion verab-

Tabelle 23. *Wasser- und Fettgehalte in Leber von mit $BeSO_4$, Chloroform oder einer Kombination
$BeSO_4$ + Chloroform behandelten Mäusen* (nach PAGET, 1961)

Gruppe	Tötungs-tag	Leber/100 g	% Wasser in Leber	% Fett in getrock-neter Leber
unbehandelte Kontrollen	—	7,6	69,74	11,22
$BeSO_4$ allein	3	7,0	71,73	9,12
	4	8,2	71,63	11,28
	5	7,7	74,57	11,92
	6	7,7	72,54	9,32
	7	8,0	72,02	10,68
Chloroform allein (getötet nach 24 Std)	—	6,3	72,11	21,65
$BeSO_4$ + Chloroform	3	6,5	72,80	23,00
	4	6,6	73,11	12,44
	5	6,9	69,63	19,34
	6	6,5	75,32	14,44
	7	6,6	75,09	16,74

reicht, so war der Fettgehalt der Lebern deutlich geringer als bei alleiniger Chloro-
form-Behandlung. Bei diesen Gruppen war auch das Auftreten von durch Chloroform bedingten Leberzellnekrosen fast vollständig verhindert worden. Es wird
vermutet, daß dieser Effekt durch eine Blockade des retikuloendothelialen Systems durch Be hervorgerufen wird.

g) Lunge

An isolierten Meerschweinchenlungen verursachte das in Form von Aerosolen
und Injektionen in die Lungenarterie verabreichte $BeSO_4$ Pneumospasmen von
bronchoalveolärem Ursprung, die auf Atmungsbewegungen fast vollkommen
hemmend wirkten. Diese Pneumospasmen konnten durch Aerolon-, Oxyphenyl-
äthylaminoäthan- und Adrenalin-Aerosole aufgehoben werden. Doch nur die
Aerolon-Aerosole hatten die Fähigkeit, die Lungen endgültig vor jeder späteren
$BeSO_4$-Wirkung zu bewahren (PHAM-HUU-CHANH, 1964).

h) Haut und Schleimhäute

Das Einbringen von drei Tropfen einer 1 %igen Lösung von $Be(NO_3)_2$ in physiologischer Kochsalzlösung in den Bindehautsack eines Kaninchens führte weder zu
einer Rötung der Conjunctiva noch zu einer Anästhesie (STEIDLE, 1937). FERRARIS
DE GASPARE (1952) injizierte elementares Beryllium, $BeSO_4$, BeF_2, Be-Citrat und
$BeCO_3$ in die Kaninchencornea. Das Be-Metall war während Monaten dort unverändert nachweisbar, und es verursachte keine pathologischen Veränderungen.
$BeSO_4$ und BeF_2 wirkten ätzend. Durch Be-Citrat entstanden keine Reizerschei-
nungen; es wurde schnell eliminiert. Zu schweren Gewebsschäden kam es durch
$BeCO_3$; dieses beobachtete man auch beim Menschen.
Die Haut von Versuchspersonen wurde mit 5- und 10 %igen $Be(NO_3)_2$-Lösun-
gen behandelt und dann wurde die behandelte Haut UV- und Sonnenlicht ausge-

setzt. 15 Tage später waren an den behandelten Stellen Ödeme und Verhärtungen mit intensivem Juckreiz aufgetreten (CURTIS und GREKIN, 1941; McCORD, 1951). ZnBeSiO₃-Staub reizte bei Versuchspersonen ebenfalls die Haut (GOLDMAN, MEZENTSEVA und MOGILEVSKAYA, 1963). Auch die entzündlichen Hautveränderungen der Beryllium-Arbeiter und der an Berylliose erkrankten Personen zeigten allergische Charakteristika. Positive Hautreaktionen mit Be-Salzen sah VAN ORDSTRAND (1954) bei den Arbeitern, die an Berylliose erkrankt waren. Bei einem Be-Arbeiter mit Lungen- und Hautgranulomen fielen Patch-Teste mit 1%igen Lösungen von $BeSO_4$ und $Be(NO_3)_2$ stark positiv aus (SNEDDON, 1955 a, b). Auch die Sensibilisierungsversuche von BOHROD (1947) bei Meerschweinchen und von ARMSTRONG, LEACH, MAYNARD, TROLL und NELSON (1957) konnten bei Meerschweinchen nach Injektion Beryllium-epidermalen Homogenats von Meerschweinchen eine spezifische Anaphylaxie erzeugen.

Die Implantation von Be-Phosphor (aus ZnO, BeO und SiO_2) unter die Schweinehaut führte zu einer ähnlichen Granulombildung wie beim Menschen. Die durch BeO und metallisches Be erzeugten Granulome hatten ein von den menschlichen Granulomen unterschiedliches histologisches Bild. Die Verabreichung von Sexualhormonen, Cortison, Na-EDTA oder Implantation von Fluorapatit hatten keinen Effekt auf die Granulomreaktion (CASS, CLEVELAND und HORTEN, 1958).

Nach intradermaler Injektion von 0,05 ml einer 1%igen $Be(NO_3)_2$-Lösung kam es bei jungen Meerschweinchen zu akuter Entzündung in 2 Tagen und nach 4 Wochen zu einem generalisierten Granulom, das bis zu den basalen Lagen der Subkutis und in das Muskelgewebe reichte. Die Haarfollikel und die Schweißdrüsen wurden zerstört. Es handelte sich dabei um einen reinen Be^{2+}-Effekt, da nach Injektion von $NaNO_3$ und KNO_3 die Haut reizlos blieb (LEVY und HIGGINS, 1961).

i) Verschiedene Wirkungen

Das Wachstum von auf Eiern kultivierten Tumoren (Embryonen der Eier haben Mäuse-Mammaadenocarcinome) wurde durch $BeCl_2$ zu 46—86% gehemmt, ohne daß eine Schädigung bei den Embryonen zustande kam (TAYLOR und CARMICHAEL, 1947).

Die Beryllium-Salze schmecken in niedrigen Konzentrationen süß und bewirken ein Stumpfwerden der Zähne. In höheren Konzentrationen wirken sie prickelnd und adstringierend. Man beobachtet eine Umstimmung des Geschmacks durch die Be-Salze (STEGNER, 1937; STEIDLE, 1937).

10. Tumorbildung

a) Nach intravenöser Injektion

Nachdem GARDNER (1946) und GARDNER und HESLINGTON (1946) nach der intravenösen Injektion von BeO und Zn-Be-Silikat bei Ratten und Kaninchen die Ausbildung von Osteosarkomen nach $5^1/_2$—12 Monaten nach vorheriger Eburnation der Knochen berichtet hatten, wurden Beryllium und seine Verbindungen in mehreren Versuchen tierexperimentell auf cancerogene Wirkung untersucht.

Die intravenöse Injektion von insgesamt 1 g fein gepulverten, wasserlöslichen Be-Verbindungen (BeO, $Be_3(PO_4)_2$, Zn-Be-Silikat) verursachte bei 7 von 24 Kaninchen nach 11—24 Monaten hochmaligne osteogene Sarkome, wobei zahlreiche Metastasen von HOAGLAND, GRIER und HOOD (1949, 1950) beobachtet wurden. Dabei entstanden 6 Sarkome durch die Verabreichung von Zn-Be-Silikat und eines durch BeO. Bei 7 Kaninchen fand sich eine Leber-Fibrose. Die alkalische Serum-Phosphatase-Aktivität stieg bei den Sarkomträgern schneller an als bei den anderen Kaninchen. Auch im Tumorgewebe war der Gehalt an alkalischer Phosphatase sehr hoch. Diese Tumor-Phosphatase wurde in vitro durch Mg^{2+} aktiviert und durch Be^{2+} gehemmt. Ähnliche Versuche führte auch NASH (1950) durch, wobei er nach mehrmaligen intravenösen Injektionen von 1 %igen Suspensionen von BeO und Zn-Be-Silikat nach 9—19 Monaten bei 5 von 28 Kaninchen typische Knochensarkome sehen konnte. BARNES, DENZ und SISSONS (1950) und SISSONS (1950) beobachteten nach der intravenösen Injektion von wässrigen Suspensionen von Zn-Be-Silikat (2mal wöchentlich 6 oder 10 Injektionen) bei 6 von 17 Kaninchen und bei Injektion von Be-Silikat bei einem Kaninchen Knochensarkome mit großer Neigung zur Metastasenbildung. Da solche Tumore nach der Injektion von Zn-Silikat nicht nachweisbar waren, dürfte der cancerogene Stoff im Beryllium zu finden sein. Diese Versuche wurden auch durch BARNES (1950) bestätigt, der nach der intravenösen Injektion von 40 mg fein verteiltem Beryllium-Metall bei 2 von 24 Kaninchen Knochensarkome erhalten hatte. Zu ähnlichen Ergebnissen kam OSTEUX (1953), während in den Versuchen von HUEPER (1954) nach Einbringen von gepulvertem Beryllium (in Lanolin) in die Knochenmarkhöhle des Femur, in die Pleurahöhle oder Nasennebenhöhlen von Ratten sich keine Tumore bildeten.

Die Entwicklung von Knochensarkomen mit ausgedehnten Metastasierungen in Leber und Lunge sahen DUTRA und LARGENT (1950) bei 6 von 9 Kaninchen, denen 3mal wöchentlich intravenös BeO oder Zn-Be-Silikat injiziert worden war (insgesamt 17—26 Injektionen, Be-Gehalt 0,013—0,0116 g/kg). Der erste Tumor war nach $11^1/_2$ Monaten sichtbar. Da Beryllium die Bindegewebsproliferation verstärkt, ist es wohl auch für die neoplastische Proliferation verantwortlich. Bei den Tumorträgern bestand auch noch eine Fibrose der Leber und der Milz und einige Fibroseherde fanden sich im Knochenmark. Im Tumorgewebe wurde nur wenig Beryllium gefunden. Eine Übertragung der Tumore in die vordere Augenkammer von Meerschweinchen war möglich. Nachdem sich also das osteogene Sarkom gebildet hat, ist die Fortentwicklung nicht mehr auf die Anwesenheit von Beryllium angewiesen.

HIGGINS und HERRICK (1954), die bei 5 von 10 Kaninchen bei intravenöser Injektion von insgesamt 1g Zn-Be-Silikat Knochensarkome in der Metaphysenregion nach 9—11 Monaten erhielten, beobachteten vor dem Auftreten eines malignen Wachstums eine Sklerose der Markhöhle der Röhrenknochen. Da bei allen 5 Tieren eine athrophische oder aplastische Milz vorgefunden wurde, wird eine Beziehung zwischen der Milzathrophie und der Tumorbildung herausgestellt.

Osteogene Sarkome sahen KELLY, JANES und PETERSON (1961) 30—52 Wochen nach der letzten intravenösen Applikation bei Kaninchen, denen während 10 Wochen wöchentlich 2mal 5 ml einer 1 %igen Zn-Be-Silikat-Suspension injiziert worden waren.

b) Nach Inhalation

Auch bei Aufnahme der Be-Verbindungen durch die Atemwege wurde über das Auftreten von Knochensarkomen bei Kaninchen berichtet. Inhalierten 3 Kaninchen täglich 5 Std während 9—13 Monaten Luft, die 30, 6 bzw. 1 mg Be^{2+}/l als BeO (0,285 μ) enthielt, so starben alle 3 Tiere durch die Entstehung von osteogenen Sarkomen und die Metastasenbildung $17^1/_2$ Monate nach Versuchsende (DUTRA, LARGENT und ROTH, 1951). Auch JONES, HIGGINS und HERRICK (1954) konnten diese Versuche bestätigen. SCHEPERS, DURKHAM, DELHAUTE und CREEDON (1957) beobachteten in den Lungen von Ratten, die maximal 6 Monate einer $BeSO_4$-Konzentration von ca. 12 γ/ft^3 ($= 1 \gamma$ Be) ausgesetzt waren, folgende Veränderungen: Schaumzellanhäufung in den Alveolen, umschriebene, zellige, peribronchiale Infiltrationen, eine lobulär ausgeprägte Wucherung der Alveolarwandzellen, metaplastische Umwandlung des Alveolarepithels in Flimmerepithel in den peribronchialen Alveolen, die Bildung von Granulomen und von neoplastischen Wucherungen. Beryllium verursachte also ausschließlich zelluläre Reaktionen (Epithelwucherungen, aber keine Stromavermehrungen) und aus diesen Epithelwucherungen entstanden bei 136 Ratten 8 Tumore (7 bösartiger Natur). Es fanden sich Plattenepithel-, Adeno- und indifferenzierte Karzinome, gelegentlich auch schleimbildende Krebse. In einigen Ratten bildeten sich sogar nebeneinander mehrere Malignome, oft von verschiedenem histologischem Typ, aus. Metastasen traten auf, und die Tumoren ließen sich transplantieren.

In den unter Kapitel 7c beschriebenen Versuchen von VORWALD und REEVES (1959 a, b) bei Ratten zeigten sich die neoplastischen Veränderungen in den Lungen zunächst als epitheliale Proliferation einen Monat nach der intratrachealen Injektion und 6 Monate nach den Inhalationen. Später bildeten sich daraus einfache oder multifokale Tumoren, die meisten Adenocarcinome war.

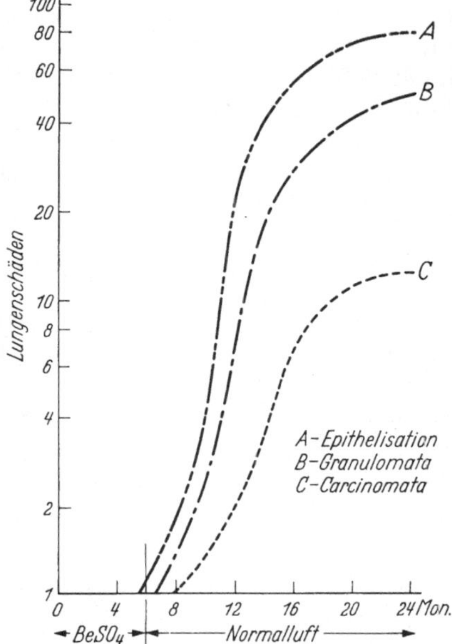

Abb. 9. Kumulativer Fortgang der Lungenschäden bei 100 Ratten, die 6 Monate einem Aerosol von BeSO₄ (12 γ/ft³) ausgesetzt waren (SCHEPERS, 1961)

Weitere ausgedehnte Versuche wurden von SCHEPERS (1961) bei 100 Ratten durchgeführt, die während 6 Monaten einem BeSO₄-Aerosol in einer Konzentration von 12 γ/ft³ Luft ausgesetzt waren (Abb. 9). Bei der Mehrzahl der Tiere kam es innerhalb von 18 Monaten zu Lungenveränderungen. Während der ersten 3 Monate nach Beendigung der Expositionen wurden nur 5 % der Ratten davon betroffen. In den folgenden 3 Monaten nahmen die Lungenschädigungen rasch zu und bei einigen waren Tumore nachweisbar. In den letzten 6 Monaten der Beobachtungszeit entwickelten sich bei ca. 10 % Carcinome, später war die Tumorentwicklung dann nur noch gering. Die Abb. 9 zeigt auch deutlich die Parallele zwischen der Carcinogenese und dem Auftreten von pulmonalen Granulomen und der alveolaren Epithelisation. In spezifischen Fällen können die Granulome und epithelisierten Bezirke als Vorläufer des neoplastischen Prozesses angesehen werden. Aber keineswegs entarten alle Granulome und Epithelisationen bösartig. Während beim Menschen sich meistens bronchogene Carcinome ausbilden, wurden solche in diesen Tierversuchen nicht beobachtet. Hier traten sie an den Alveolarmembranen, den Bronchioli und dem pleuralen Mesothel auf. Erst bei größerer Ausdehnung der Tumore können größere Bronchien mit einbezogen werden. Die durch Be-Exposition bedingten Carcinome zeigten einen bemerkenswerten histologischen Pleomorphismus, der spontan nicht vorkommt. Am häufigsten trat das acinäre Adenocarcinom auf, dann folgen papillogenes Adenocarcinom, mucigenes Adenocarcinom, epidermoides Carcinom (evtl. mit Keratinisierung), gemischte Adeno- und Epidermoidcarcinome, pleurales Mesotheliom, Alveolarzellcarcinome, weiter Retikulozellsarkome der Lymphknoten und osteogene Sarkome. Metastasen konnten in den peribronchialen Lymphfollikeln, Leber, Nieren, Nebennieren, Pankreas und

Hirn nachgewiesen werden. Die Be-bedingten Tumore waren leicht über 5 Generationen transplantierbar. Es bestand eine nahe Beziehung zwischen der zunehmenden Anhäufung von Be in den Lungengeweben und dem Auftreten von Lungenkrebs. Letzteres war auch von einer deutlichen Erhöhung der alkalischen Phosphatase-Konzentration im Serum begleitet. Die erwähnten Lungenveränderungen waren nicht von der Expositionsdauer abhängig. Inhalationsversuche mit $ZnMnBeSiO_4$-Aerosolen über nur einen Monat führten zu gleichen Resultaten. BeF_2 war ähnlich wirksam wie $BeSO_4$.

Auch bei einem Affen, der $BeHPO_4$-Aerosol-Konzentration von 32 γ Be/ft³ an 10 Tagen exponiert waren, bildete sich 82 Tage später ein Alveolarcarcinom aus (SCHEPERS, 1964).

c) Nach subkutaner Injektion oder Hautimplantation

Nach der Implantation von metallischem Be oder BeO in die Haut oder in das Subkutangewebe von Schweinen entstanden dort Granulome (DUTRA, 1951; DOWNS, ARMSTRONG, MAYNARD, COEY, SCOTT, HODGE und KESEL, 1956). Schweine sollen sich für diese Versuche besser eignen als Kaninchen und Ratten, da deren

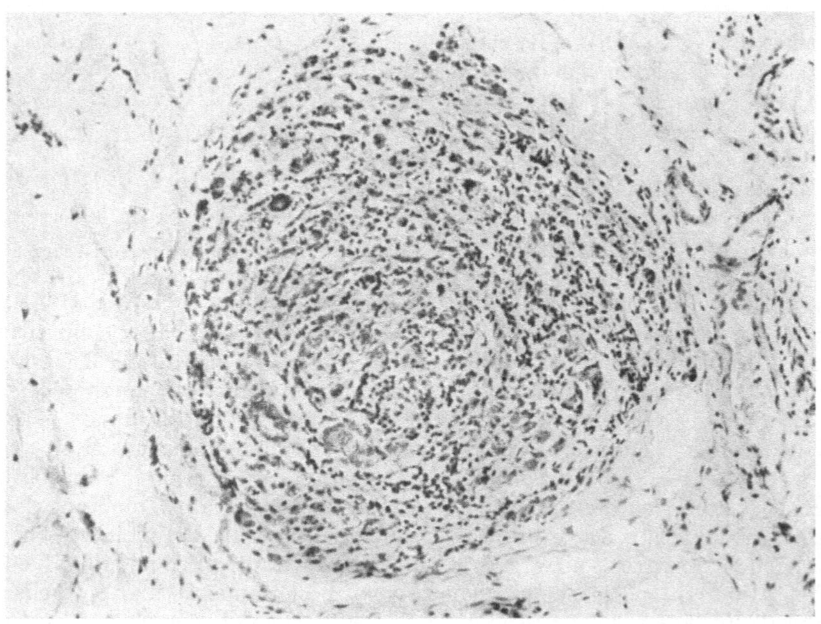

Abb. 10. Schnitt durch die Haut eines Schweines 2 Monate nach der Implantation von BeO (DUTRA, 1951)

Hautstruktur der menschlichen Kutis am nächsten steht. Wie sich auch in den Inhalationsversuchen gezeigt hatte, war die Gewebsreaktion für BeO, das bei niedrigen Temperaturen hergestellt worden war, größer als für hoch erhitztes BeO (Abb. 10).

Die Ausbildung von Granulomen vom Typ des Fremdkörpergranuloms beobachteten POLEMAN und JOHN (1953) nach 2—5 Monaten bei Mäusen, denen BeO oder Zn-Be-Silikat-Leuchtstoff als wässrige Aufschwemmung subkutan oder intraperitoneal injiziert worden war. Das Granulom bestand aus einem nekrotischen Zentrum, das Be-Teilchen enthielt und um dieses waren epitheloide Plasma- und Rundzellenanhäufungen, die nach außen hin von einer Bindegewebsproliferations-

zone mit eingesproßten Kapillaren begrenzt waren. Mit zunehmender Versuchsdauer nahm das Zellinfiltrat zugunsten eines zellarmen Bindegewebes ab, was
besonders im subkutanen Gewebe und der Milzkapsel auffiel. Riesenzellen wurden
nicht beobachtet. Bei
den BeO-Tieren wurden
histologisch keine Ver-
änderungen in Lunge,
Herz, Leber, Milz und
Nieren gefunden. Die
Be-Silikat-Mäuse zeigten
nach Eröffnung der
Bauchhöhle eine miliare
Aussaat von Be-Granu-
lomen, die sich gehäuft
auf der Milzkapsel lo-
kalisiert haben. Dagegen
war die Leber deutlich
weniger betroffen und
die Nieren frei von Ver-
änderungen. Die Be-Gra-
nulome blieben auf der
Oberfläche von Milz und
Leber stark begrenzt.
Nur ausnahmsweise zeig-
te sich ein Be-Silikat-
Granulom unter der Le-
berkapsel (Abb. 11). In
den Bauch- und Brust-

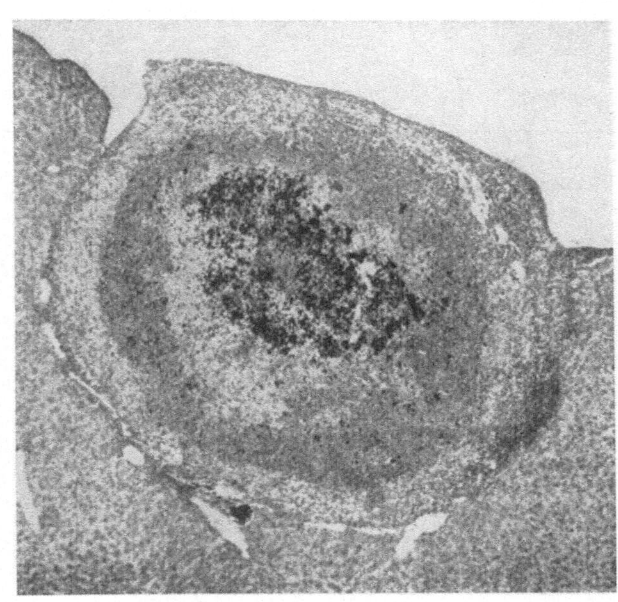

Abb. 11. Leber-Granulom der Maus nach intraperitonealer Verabreichung von Be-Silikat-Leuchtstoff. 5 Monate nach Versuchsbeginn (POLEMANN und JOHN, 1953)

organen fanden sich normale Gewebsbilder. Diese Granulomentwicklung beobachtete
auch FARRIS (1952) bei Ratten, denen er Be-haltige Fluoreszenzlampenscherben
subkutan implantiert hatte.

Nach der Injektion von $Be(OH)_2$ in die Vorderbeine des Wassermolches (Triturus viridenones) bemerkte BREEDIS (1952) die Ausbildung eines accesorischen
5. Beines und das Auftreten von Sarkomen.

Eine Struma parenchymatosa microfollicularis bildete sich häufig bei Ratten
aus, denen AKARI, OKADA und FUJITA (1954) Be-Verbindungen injiziert hatten.

d) Allgemeine Betrachtungen

SCHEPERS (1961) stellte seine Versuchsergebnisse über die experimentelle Erzeugung von malignen Tumoren durch Be-Verbindungen zusammen (Tab. 24) und
zeigte, daß durch Applikation von BeF_2, BeO, $BeHPO_4$, $ZnMnBeSiO_4$ und $BeSO_4$
bei Säugetieren sich solche ausbildeten.

Die Möglichkeit, daß es sich beim Beryllium um ein potentielles Carcinogen
(HUEPER, 1949, 1952, 1954) handelt, begründete HATEM (1949, 1960) damit, daß
UV-Messungen darauf schließen lassen, daß 1 Mol $Be(OH)_2$ und 2 Mol Histamin
einen Kationen-Komplex $(Be\text{-}Histamin_2)^{2+}$ unter Chelatbildung geben. Es ist von
Histamin bekannt, daß es zu den meisten organischen und anorganischen cancero-
genen Stoffen eine Affinität besitzt. Somit könnte auch die cancerogene Wirkung
von Beryllium durch seine Affinität zum Histamin erklärt werden.

Bisher ist beim Menschen die Entwicklung von bösartigen Tumoren durch eine
Exposition mit Be und seinen Verbindungen noch nicht gesichert. Es wurden erst

3 Fälle bei Personen beschrieben (2 von SCHEPERS, 1961, 1 Fall von NIEMÖLLER, 1963), bei denen sich nach Be-Einwirkung später Lungencarcinome entwickelten. Aufgrund der Tierversuche ist jedoch damit zu rechnen. Ein Vergleich der Konzentrationen an Be in den Knochen von Kaninchen, bei denen sich Sarkome gebildet hatten, zeigt auch, daß die Möglichkeit der Ausbildung von Malignomen

Tabelle 24. *Auf Carcinogenität geprüfte Beryllium-Verbindungen* (nach SCHEPERS, 1961)

Beryllium-Salz	Tierart	Appl.-Art	Dosis	Expositions-Dauer Monate	Carcinogenität
Fluorid	Ratte	Inhal.	1,36 γ/ft³	15	+
	Affe	Inhal.	27 γ/ft³	5	
	Meerschweinchen	s. c.	1 mg	12	
Metall	Meerschweinchen	i. t.	75 mg	3	
	Meerschweinchen	i. p.	200 mg	5	
	Kaninchen	i. v.	1 mg	8	
Hydroxid	Kaninchen	i. v.	100 mg	2	
	Meerschweinchen	i. p.	200 mg	7	
	Meerschweinchen	i. t.	150 mg	4	
Oxid	Meerschweinchen	i. p.	200 mg	7	
	Meerschweinchen	i. t.	150 mg	9	
	Kaninchen	i. v.	1 mg	12	+
	Ratte	i. v.	63 mg	8	
	Ratte	Inhal.	0,8 mg/ft³	12	
Carbide	Meerschweinchen	i. p.	200 mg	5	
Phosphat	Ratte	i. v.	5 mg	2/3	
	Maus	i. v.	1 mg	2/3	
	Meerschweinchen	i. c.	25 mg	2/3	
	Kaninchen	i. v.	100 mg	10	
	Ratte	Inhal.	0,1 mg/ft³	12	+
	Schwein	s. c.	1 mg	12	
	Affe	Inhal.	0,9 mg/kg		+
Silikat	Ratte	i. v.	80 mg	12	
ZnMnBeSiO$_4$	Ratte	i. t.	20 mg	12	
	Ratte	Inhal.	0,7 mg/ft³	9	+
	Meerschweinchen	i. t.	150 mg	12	
	Kaninchen	i. v.	1 mg	10	+
	Kaninchen	i. p.	40 mg	12	
	Kaninchen	Inhal.	0,7 mg/ft³	24	
	Hund	i. v.	1,3 mg	40	
	Meerschweinchen	Inhal.	0,7 mg/ft³	22	
	Meerschweinchen	i. c.	80 mg	4	
	*Affe	Inhal.	0,032 mg/ft³	3	+
Sulfat	Meerschweinchen	Inhal.	12 γ/ft³	12	
	Ratte	Inhal.	12 γ/ft³	18	+
	Affe	Inhal.	12 γ/ft³	8	
	Schwein	s. c.	1 mg	12	
	Kaninchen	i. v.	100 mg	25	
	Meerschweinchen	i. t.	150 mg	12	

* Ergänzung SCHEPERS (1964)

beim Menschen gegeben ist. In dieser Hinsicht ist auch entmutigend, zu wissen, daß z. B. ein großer Teil der Bevölkerung der USA deutliche Mengen Be in den Lungengeweben haben und daß in der Leber von Krebskranken emissionsspektrographisch signifikant höhere Konzentrationen an Be als in der Norm nachgewiesen wurden (TIETZ, HIRSCH und NEYMAN, 1957).

11. Gegengiftwirkungen

Be-Salze bilden mit Aurintricarbonsäure (Aluminon ist das Ammoniumsalz, Schulz-Nr. 557) einen Farblack. Da Aurintricarbonsäure relativ ungiftig ist, untersuchten WHITE, FINKEL und SCHUBERT (1951) bei mit $BeSO_4$ vergifteten Ratten und Mäusen die Antidotwirkung dieses Farbstoffes. Sie fanden, daß bei diesen Tieren das Überleben nach einer DL_{95}-Dosis von $BeSO_4$ (0,7 mg Be^{2+}/kg erheblich vermehrt wurde. Dabei hatte Aurintricarbonsäure eine Gegengiftwirkung, wenn sie 1 Std vor bis zu 8 Std nach der Be^{2+}-Gabe intravenös verabreicht wurde. Waren die Gewebe aber bereits durch das $BeSO_4$ geschädigt, so war Aurintricarbonsäure wirkungslos. Das noch nicht in den Geweben gebundene Beryllium reagierte aber noch mit diesem Farbstoff. Aurintricarbonsäure selbst blieb im Gewebe von Nieren, Leber und Milz noch lange nachweisbar (LINDENBAUM, SCHUBERT, WHITE, 1954). Um die DL_{95} von $BeSO_4$ auf eine DL_{10} zu bringen, mußten 4 mg/kg Aurintricarbonsäure intravenös injiziert werden. Die intravenöse Verabreichung von unterschwelligen Aurintricarbonsäuredosen oder orale Gaben (0,5 %ig im Trinkwasser) waren ohne Effekt.

In vitro wurden von LINDENBAUM, WHITE und SCHUBERT (1952) die Beeinflussung der alkalischen Phosphatase-Aktivität durch Be^{2+} und Aurintricarbonsäure geprüft. Be^{2+} wirkte in Konzentrationen von ca. $2 \cdot 10^{-6}$ Mol/l im Plasma zu 50 % hemmend auf dieses Ferment; Aurintricarbonsäure erst bei $1 \cdot 10^{-3}$ Mol/l. Eine praktisch vollkommene Beseitigung der Be^{2+}-Hemmung wurde durch ein molares Verhältnis Aurintricarbonsäure:Be^{2+} von 15:1 erreicht. Dieses war in Übereinstimmung mit THRUN, der eine maximale Stabilität des Farblackes zwischen beiden im Verhältnis Aurintricarbonsäure zu Be^{2+} von 20 fand. Dagegen zeigte es sich an Leber- und Gehirnhomogenaten, daß Aurintricarbonsäure bei Anwesenheit von Be^{2+} die hemmende Wirkung von Be^{2+} vergrößerte. Aurintricarbonsäure muß also die Leberphosphatase stärker hemmen als Be^{2+}. Eine 50 %ige Hemmung der Rattenleber-Phosphatase kam durch $2,5-10^{-4}$ Mol Be^{2+} zustande. Nach der intravenösen Injektion von 0,2, 0,4, 0,6 und 0,8 mg/kg Be^{2+} bestand bei Ratten eine maximale Hemmung (76—80 %) der alkalischen Serumphosphatase-Aktivität nach 15 Std. Die Aktivität stieg dann an und wurde nach 12—48 Std wieder normal. Diese Be^{2+}-Mengen (0,6 mg/kg Be^{2+}) hatten keinen Einfluß auf die alkalische Phosphatase-Aktivität von Leber und Milz. Aurintricarbonsäure bewirkte 1 Std nach dem Be^{2+}, in einer Konzentration von 150 mg/kg intravenös gegeben, eine Senkung der Be^{2+}-Hemmung der Serumphosphatase auf ca. 10 %.

Mit markierten Substanzen untersuchten SCHUBERT, WHITE und LINDENBAUM (1952) bei Mäusen die Verteilung oder Ausscheidung von $^7Be^{2+}$. Die minimale Dosis an Aurintricarbonsäure, um ein fast vollständiges Überleben von Ratten zu erzielen, die 0,7 mg Be^{2+}/kg intravenös injiziert bekommen hatten, war ca. 25 mg/kg. Unter diesen Bedingungen fanden sich 11 % der injizierten Aurintricarbonsäure und 30 % des Be^{2+} in der Leber. Also bestand in der Leber ein molares Verhältnis Aurintricarbonsäure:Be^{2+} von 0,25. Ein molares Verhältnis von ca. 15 war gefunden worden, um eine maximale Umkehr der durch Be^{2+} bewirkten Hemmung der alkalischen Phosphatase in vitro zu verursachen und einen stabilen Be^{2+}-Aurintricarbonsäure-Komplex zu bilden. Daraus wurde entnommen, daß nur ca. 1,7 % oder weniger Be^{2+} in der Leber nach Injektion der DL_{95} zu einem Leberschaden führen können (Tab. 25). Keine Schutzwirkung hatten Fuchsin, Fluorescein, Phenolrot, Alizarinrot S, Kupferon, Trypanblau und Kongorot.

Zur Untersuchung der feingeweblichen Befunde der Be^{2+}-vergifteten Tiere mit und ohne Aurintricarbonsäure-Behandlung, verabreichten LISCO und WHITE

(1955) $BeSO_4$ intravenös in einer Konzentration von 0,07 mg Be^{2+}/ccm bei einem pH von 3,6 an Mäuse. Jede Maus erhielt ca. 17 mg Be^{2+}. 4 mg Aurintricarbonsäure wurden als Ammoniumsalz 1 Std nach der Injektion ebenfalls intravenös gegeben. Die alleinige Injektion von Aurintricarbonsäure ergab keine feingeweblichen Veränderungen. Die beiden anderen Versuchsgruppen fanden in Leber, Milz und

Tabelle 25. *Wirkung von Aurintricarbonsäure (ATC) auf die Verteilung und Ausscheidung von intravenös injiziertem $BeSO_4$ bei Mäusen* (SCHUBERT, WHITE und LINDENBAUM, 1952)

Gewebe	Kontrollmäuse			behandelte Mäuse		
				ATC 1 h vor Be	ATC 1 h nach Be	ATC 7 h nach Be
	Zeit der Tötung nach der Be-Injektion					
	1 h	7 h	48 h	48 h	48 h	48 h
	% der injizierten Dosis					
Milz	1,2	3,5	2,6	1,9	1,4	3,1
Femur	0,8	1,5	2,1	1,7	1,8	1,5
Leber	13,0	31,0	25,0	30,0	30,0	30,0
Nieren	2,3	2,0	1,2	2,5	3,7	2,4
Lungen	1,6	0,9	1,0	1,2	0,9	1,3
Urin, 1. Tag			10,1	11,3	5,2	5,3
Urin, 2. Tag			2,1	1,6	1,6	1,1
Faeces, 1. Tag			2,0	—	2,7	1,9
Faeces, 2. Tag			0,6	1,7	1,9	0,6
totale Ausscheidung . . .			14,8	> 14,6	11,4	8,9

Knochenmark charakteristische Nekrosen, die bei den behandelten Mäusen an Zahl und Umfang bedeutend geringer waren und nach 48 Std in Heilung übergingen. Nach 72 Std bis zu 320 Tagen bestanden keine pathologischen Veränderungen mehr. In den Nieren überwogen in den ersten beiden Tagen die Schäden bei den mit Aurintricarbonsäure behandelten Tieren deutlich. Nach 7 Tagen waren sie jedoch nicht mehr nachweisbar. Die Verfasser führen diese überraschende Erscheinung auf ein durch die Salzbildung bedingtes, größeres Angebot von Be^{2+} an die Nieren zurück. Das niedrige pH im Nierengewebe soll eine gewisse Instabilität im Gewebe bewirken. Es zeigt sich also, daß die Aurintricarbonsäurebehandlung eine Entgiftung des im Blut und Gewebe befindlichen Be^{2+} ermöglicht. Die trotzdem noch auftretenden geringen Gewebsschäden sind durch die primäre Einwirkung von Be^{2+} bedingt, das 1 Std vor der schützenden Injektion verabfolgt wurde. Die autoradiographischen Untersuchungen (LINDENBAUM und LISCO, 1956) bei Mäusen, denen $^7BeSO_4$ und ^{14}C-Aurintricarbonsäure injiziert worden waren, zeigte, daß beide Verbindungen an gleichen Orten abgelagert wurden. Die höchsten Konzentrationen fanden sich in der roten Pulpa der Milz. Eine besonders hohe Anhäufung von Aurintricarbonsäure wurde in den Bereichen der Leber, Nieren und Lunge beobachtet, die durch Be^{2+} geschädigt worden waren.

In akuten Versuchen (intravenöse bzw. intratracheale Applikation) konnte bei mit Be exponierten Affen, aber nicht bei Hunden durch Gabe von Aurintricarbonsäure ein therapeutischer Effekt beobachtet werden (KING, 1961).

Aufgrund der tierexperimentellen Ergebnisse empfehlen SCHUBERT und WHITE (1959) zur Therapie die intravenöse Behandlung mit 5 mg Aurintricarbonsäure/kg zusammen mit Corticoiden. Diskutiert werden auch andere Chelatbildner (CASH u. Mitarb., 1959).

FINKEL und WHITE (1952 a, b) prüften, ob der Salicylsäureanteil des Aurintricarbonsäuremoleküls auch eine Schutzwirkung bei der Be-Vergiftung hat. Es zeigte sich, daß die Verabreichung von 600 mg/kg Natriumsalicylat (intravenös oder intraperitoneal) ein wirksames Antidot bei Mäusen ist, wenn es bis zu 8 Std nach Verabreichung der intravenösen DL_{95} von $BeSO_4$ gegeben wird. Geringere Wirkung hatten p-Aminosalicylsäure und o-Chlorbenzoesäure (alles Na-Salze). Die Salicylatanaloge ohne die o-Hydroxy-carboxylsäuregruppen waren im allgemeinen weniger wirksam als die 2-Dihydroxybenzoate. Diese Tatsache ergibt sich daraus, daß die Chelatbindung zwischen Be^{2+} und Aurintricarbonsäure zwischen dem o-Carboxyl und der Hydroxylgruppe erfolgt.

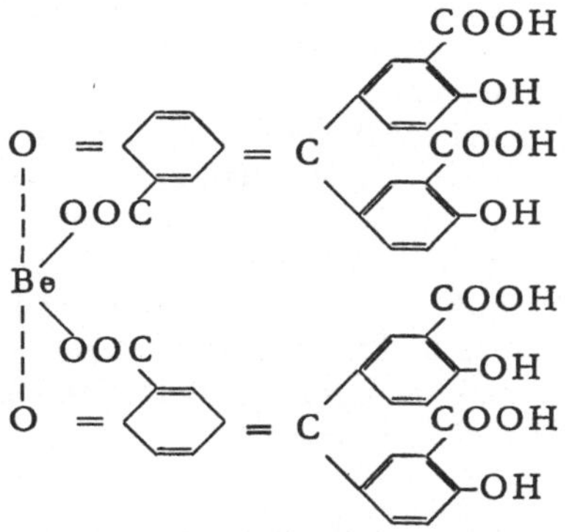

$$
\begin{array}{c}
\text{COOH} \quad \text{OH} \\
\text{COOH} \quad \text{OH} \\
O = \bigcirc = C \\
OOC \\
Be \\
OOC \\
O = \bigcirc = C \\
\text{COOH} \quad \text{OH} \\
\text{COOH} \quad \text{OH}
\end{array}
$$

Um diese Bedeutung funktioneller Gruppen für die Schutzwirkung der Aurintricarbonsäure zu klären, wurde von LINDENBAUM, WHITE und SCHUBERT (1954) der Einfluß von 70 Verbindungen auf die Hemmung der alkalischen Plasmaphosphatase durch Be^{2+} und auf die akute Be-Toxizität untersucht. Die Be^{2+}-Hemmung der alkalischen Phosphatase wurde nicht beeinflußt: durch Verbindungen mit nur einer funktionellen Gruppe (Benzoesäure, Phenol); mit funktionellen Gruppen, welche nur 7- oder 8gliedrige Chelatringe bilden können (m- und p-Oxybenzoesäure) und mit einer oder zwei funktionellen Gruppen in einer Seitenkette (Mandelsäure, Cortison, Hydroxybenzylalkohol); außerdem durch Verbindungen, in denen eines der koordinierenden Atome Stickstoff an einem einzelnen Benzolring ist, oder in welchem nur Stickstoff-Atome für die Bildung eines Chelatringes verfügbar sind (Anthranilsäure, Imidazol) und nahezu alle aliphatischen Verbindungen, einschließlich Zuckerarten, Zuckersäuren, Aminosäuren und organischen Säuren. Die akute Toxizität von subkutan injiziertem $BeSO_4$ wurde bei Mäusen durch m- oder p-Oxybenzoesäure, Mandelsäure, Anthranilsäure, Zitronensäure, Malonsäure, Asparaginsäure und andere aliphatische Verbindungen nicht beeinflußt. Auch 5-Bromsalicylsäure, 5-tert. Butylsalicylsäure, Methylendisalicylsäure, Dioxyterephthalsäure, Chromgelb A und sulfonierte Aurintricarbonsäure, welche in vitro die Be^{2+}-Hemmung der alkalischen Phosphatase aufheben, wirkten im Tierversuch nicht entgiftend. Wesentlich für die Be-Entgiftung ist, daß die betreffenden Verbindungen unter physiologischen Verhältnissen einen stabilen 5- oder 6gliedrigen Chelatring bilden.

In vitro verhindert Aurintricarbonsäure die Be^{2+}-Hemmung der alkalischen Phosphatase-Aktivität gegenüber Salicylsäure und Sulfosalicylsäure stärker, der der Aurintricarbonsäure-Be^{2+}-Komplex am stabilsten ist und Aurintricarbonsäure weniger stark an Eiweiß gebunden wird, als die Salicylate (SCHUBERT und LINDENBAUM, 1954).

Wurden Sulfosalicylsäure und Gentisinsäure 1 Std vor der Be^{2+}-Injektion (0,7 mg Be/kg $= DL_{95}$) bei Mäusen injiziert, so trat eine Schutzwirkung ein; nicht aber bei einer Injektion 2 Std vorher oder 4 Std nachher. Im Gegensatz zu Aurintricarbonsäure, wo sich gezeigt hatte, daß diese keinen Effekt auf die Be^{2+}-Verteilung hatte, steigerten Salicylsäure und Sulfosalicylsäure, wenn sie 1 Std nach der ^{7}Be-Gabe injiziert werden, die ^{7}Be-Ausscheidung und reduzierten die ^{7}Be-Retention in allen Geweben (WHITE und SCHUBERT, 1954).

Nach der intravenösen Injektion von 0,07 mg Be^{2+}/kg (als $BeSO_4$) wurden die Mäuse nach 8 Std entweder mit 380 mg/kg Natriumsalicylat intravenös behandelt, oder es wurden dreimal 1 bzw. 2 ml Salistoperm (Ammoniumsalicylamid) in die Haut eingerieben (MAEHDER, 1955). Bei den Kontrollen starben 95 %, nach der Natriumsalicylatgabe 5 % und nach der Salistoperm-Einreibung 10 %. Relativ kleine Mengen des perkutan zugeführten Salicylamids in Form der löslichen Ammonium-Verbindung (1 ccm enthält 40 mg, umgerechnet auf Salicylsäure) hatten somit eine starke Schutzwirkung.

Auch ACTH wurde auf eine mögliche Entgiftung des Be^{2+} von WHITE, FINKEL und SCHUBERT (1952) untersucht. Dazu erhielten Mäuse eine intravenöse Injektion von 0,001 γ/kg $^{7}BeCl_2$ oder 0,3 mg/kg ^{7}Be-haltiges $BeSO_4$ und gleichzeitig zweimal täglich 1,25 mg ACTH. Letzteres hatte auf die Gewebeverteilung oder Ausscheidung von Be^{2+} keinen Einfluß. Die Mortalität von Mäusen, die 0,7 mg Be^{2+}/kg (DL_{95}) erhielten, wurde durch ACTH nicht verändert. Deshalb kann die günstige Wirkung von ACTH auf die menschliche Berylliose nicht auf einer direkten Reaktion zwischen ACTH und Be^{2+} beruhen.

12. Tierversuche zur therapeutischen Anwendung

Eine chemotherapeutische Wirkung auf die Tuberkulose vermuteten zunächst WALBUM (1925), LUNDE (1926, 1928) und GESSNER und SIEBERT (1930). WALBUM (1928) konnte dann aber selbst einen therapeutischen Effekt von Be-Salzen auf die Mäusetuberkulose nicht beobachten. WEIMER und MOSLIN (1953) behandelten Meerschweinchen, die mit Tuberkel-Bazillen infiziert waren, erfolglos mit $BeCl_2$. Dabei war auch keine Beeinflussung des Gehaltes an Serumpolysacchariden und Mucoproteinsacchariden festzustellen.

Be-Salze waren auch bei einer Behandlung von Lues-Kaninchen ohne Erfolg (JAHNEL, 1938).

Die Resultate der Schizophrenie-Behandlung mit Injektionen oder oralen Gaben von $BeCl_2$ scheinen nur zunächst gut zu sein (NAGERA, 1929).

13. Erkrankungen beim Menschen durch Beryllium und seine Verbindungen

Dieses Thema soll hier entsprechend dem Rahmen dieses Handbuches nur zusammengefaßt behandelt werden. Ausgezeichnete Beschreibungen darüber finden sich bei TEPPER, HARDY und CHAMBERLIN (1961). Obwohl einiges über die Toxikologie von Be-Verbindungen schon seit 1886 (SIEM) bekannt war, wurde erst 1933 von WEBER und ENGELHARD über Erkrankungen bei Arbeitern berichtet, die aus Beryll elektrolytisch Be extrahierten. Ein Jahr später kam es zu Erkrankungen in Rußland (ZAMAKHOVSKAYA et al., 1934; GELMAN, 1938; BERKOVITZ und JZRAEL, 1940), dann wurden weitere Fälle in Deutschland (MEYER, 1942; WURM und RÜGER, 1942) und vor allem in den USA (VAN ORDSTRAND u. Mitarb., 1943, 1945; SHILEN et al., 1944; KRESS und CRISPEL, 1945; HARDY und TABERSHAW, 1946; GARDNER, 1946) berichtet. In den USA nahmen die Fälle von Berylliose immer mehr zu. So waren in fünf Firmen der Beleuchtungsindustrie während der

Jahre 1948—1958 von 108 (MACHLE et al., 1948 a) die Erkrankungen auf 178 ange-stiegen. Es wurden dann auch Fälle von Be-Erkrankungen bei Personen (auch Kindern) bekannt, die in der Nachbarschaft von Be-Extraktionsfabriken wohnen (HARDY, 1948; MACHLE et al., 1948 b; CHESNER, 1950). Zur Registrierung der Fälle in den USA wurde 1952 das Beryllium Case Registry im Massachusetts General Hospital in Boston gegründet, wobei bis 1. 1. 1960 616 Patienten regi-striert wurden. Außer in den erwähnten Ländern wurden Be-Erkrankungen in Frankreich (CARRIERE et al., 1948), Großbritannien (AGATE, 1948), Italien (VIG-LIANI, 1948), Niederlande (VAN BEEK und HAEX, 1954) und Japan (MONOSE et al., 1960) berichtet.

A. Akute Beryllium-Krankheit

Da rein klinisch betrachtet eine Differenzierung zwischen akuten und chroni-schen Formen der Be-Erkrankungen schwer durchzuführen ist, hat man festgelegt, unter akuten Erkrankungen solche zu verstehen, die höchstens eine Dauer von einem Jahr haben. Diese akuten Erkrankungen teilt man in Krankheiten der Haut und Schleimhäute und in solche des Respirationstraktes ein.

a) Krankheiten der Haut und der Schleimhäute

Die akuten dermatologischen Manifestationen dieser Erkrankung sind Kon-taktdermatitis und Berylliumulcus. Diese Erkrankungen treten nur nach Expo-sition mit löslichen Be-Salzen auf und kommen durch Kontakt mit BeO, $BeSiO_4$, $Be(OH)_2$ oder Be-Metall nicht vor.

a) **Berylliumdermatitis.** Die Dermatitis besteht aus erythematösen, papulären, papulovesiculären oder eitrigen Schäden, die hauptsächlich an exponierten freien Körperstellen (Hände, Arme, Gesicht, Hals) auftreten. Zusätzlich bestehen noch Konjunktivitis und Entzündungsreaktionen der oberen Luftwege. Diese Symptome treten meist 1—2 Wochen nach der ersten Exposition auf, ohne daß vorher eine primäre Hautreaktion stattgefunden hat. Anscheinend muß sich erst ein hyper-sensitiver Zustand ausbilden. Die Hauterscheinungen bilden sich bei Ausschluß weiterer Exposition nach ca. 2 Wochen zurück.

β) **Beryllium-Ulcus.** Es besteht eine lokalisierte Hautreaktion nach Implantation eines Kristalles oder einer löslichen Be-Verbindung in aufgeschürfter oder verletzter Haut (Hände, Unterarme). Durch Gewebsnekrose bildet sich ein kleines Geschwür und später ein kleines induratives Granulom. Durch Nekrotisierung bildet sich ein Abszeß und Geschwür. Dieser Prozeß kommt erst zur Heilung, wenn das Kristall entfernt ist.

b) Akute Krankheiten des Respirationstraktes

Die Inhalation von Be-Verbindungen kann Entzündungsreaktionen in allen Teilen des Respirationstraktes verursachen. Nur durch die Teilchengröße der Be-Partikel ist die Ausbreitungsstufe der Reaktion abhängig. Lösliche Be-Salze (Sulfat und Fluorid) können alle bekannten Symptome der oberen Luftwege-Er-krankungen bewirken. BeO, ZnMnBe-Silikat und Be-Metall erzeugen akute Pneu-monitis. Die akuten Lungen-Erkrankungen werden **durch** Exposition mit hohen Be-Konzentrationen (Überschreitung der industriellen hygienischen Vorschriften, Unfälle), chronische durch geringe Konzentrationen ausgelöst. So bewirkte BeF_2 in einer Konzentration von 400—650 mg/m³ bereits nach Inhalation von einigen Minuten eine schwere Erkrankung. Dagegen kam es noch durch Luftkonzentra-tionen, die nicht größer als 0,1 γ/m³ waren, bei Personen, die in der Nähe einer Extraktionsfabrik wohnten, zu schweren chronischen Erscheinungen.

Während die Be-Nasopharyngitis und Be-Tracheobronchitis unspezifische Symptome zeigen, ist die akute Be-Pneumonitis spezifisch und stellt unter den akuten Be-Erkrankungen die schwerste dar. Es wurden dabei 2 Formen beschrieben (DE NARDI et al., 1949), eine hochakute nach massiver Exposition und eine subakute bei längerer Exposition geringerer Konzentrationen. Der Beginn der akuten Be-Pneumonitis ist meist durch trockenen Husten und starken substernalen Schmerz gekennzeichnet. Später treten Dyspnoe, Anorexie, Gewichtsverlust, Schwäche und evtl. Cyanose dazu. Die Körpertemperatur ist entweder nicht oder kaum erhöht. Röntgenologisch findet man besonders in den unteren Lungenfeldern peribronchiale Verschleierungen und herdförmige Infiltrationen. In schweren Fällen bildet sich die sog. „Schneeflockenlunge" aus. Im Exsudat finden sich hauptsächlich Plasmazellen und Lymphocyten. Karnifikation und intraalveolärer und interstitielle fibroblastische Proliferation wird beschrieben. Die Patienten erholen sich meist in 1—6 Monaten, obwohl auch von Todesfällen berichtet worden ist. Häufig bleiben noch längere Zeit Kurzatmigkeit, Tachycardie und Acrocyanose bestehen und verschiedentlich kam es nach Arbeitsaufnahme zu Reziduen. Bei ca. 11 % von Personen mit akuter Pneumonitis hat sich eine chronische Be-Krankheit entwickelt. Durch sofortige Behandlung mit Corticosteroiden werden die Erscheinungen der akuten Be-Pneumonitis abgeschwächt.

B. Chronische Beryllium-Krankheiten

Diese betreffen hauptsächlich Erkrankungen der Respirationsorgane und der Haut.

a) Chronische Erkrankungen des Respirationstraktes

a) Terminologie und Auftreten. Es handelt sich dabei um eine systemische Krankheit, die sich stets in den Lungen manifestiert. Sie wurde als Berylliose (FABRONI,

Tabelle 26. *Symptomatik und Befunde bei über 500 Fällen von Berylliose*
(TERBROCK, MACHLE und WILSON, 1952)

Beschwerden		Befunde	
Husten	90%	Temperatur: normal	43%
nicht produktiv	52%	erhöht	25%
produktiv	38%	Puls: unter 100	45%
Haemoptysis	18%	über 100	38%
Dyspnoe	85%	über 120	5%
Abmagerung	73%	Atmungsfrequenz: unter 20	13%
Schwäche und Ermüdbarkeit	52%	über 20	38%
Schmerzen im Brustkorb	38%	über 40	10%
Anorexie	50%	systolischer Blutdruck: unter 100	13%
Brechreiz und Erbrechen	23%	100—120	63%
Nervosität	15%	über 120	10%
Schmerzen im Bauch	18%	Vitalkapazität reduziert	83%
Schlaflosigkeit	15%	2. Pulmonalton akzentuiert	30%
Knöchelödem	15%	Cor pulmonale	23%
Menstruationsanomalien	15%	Vergrößerung von Leber und Milz	8%
Nachtschweiße	13%	Cyanose	13%
Gelenkschmerzen	13%	Trommelschlegelfinger	23%
Hautbeschwerden	10%	Tremor	5%
		Hautveränderungen	13%
		Adenopathie	18%

1935), verzögerte chemische Pneumonitis, generalisierte pulmonale Granulomatose (GARDNER, 1946) und pulmonale Granulomatose der Berylliumarbeiter (Saranac Symposium, 1947) bezeichnet. Bei Frauen scheint die chronische Be-Krankheit sich leichter auszubilden als bei Männern. Sie manifestiert sich meist nach einer längeren Latenzzeit. Dabei besteht aber zwischen der Dauer der Be-Exposition und der Schwere des Krankheitsbildes und der im Harn ausgeschiedenen Be-Menge keine Beziehung. Der Grund der verzögerten Ausbildung der Krankheit ist nicht bekannt. STERNER und EISENBUD (1951) meinten, daß diese Zeit zur Entwicklung des immunologischen Prozesses benötigt würde. Möglicherweise wirken Stress-Reaktionen (Schwangerschaft, Hormonstörungen, Infektionen, Operationen usw.) auslösend oder verstärkend.

β) **Klinische Manifestationen.** Sehr langsam entwickeln sich die klinischen Symptome: Appetitmangel, Gewichtsabnahme, trockener Reizhusten, Minderung der Vitalkapazität, Fortschreiten des Kreislaufversagens und Trommelschlegelfinger. Die Symptomatik und die klinischen Befunde bei über 500 Fällen (TERBROCK,

Tabelle 27. *Laboratoriumsbefunde bei über 500 Fällen von Berylliose*
(TERBROCK, MACHLE und WILSON, 1952)

Laboratoriumsbefunde	% normal	% erhöht	% erniedrigt
Haemoglobin (14,5—15,5)	17	22	61
Erythrocyten (4,5—5,5 Mil.)	59	21	20
Leucocyten (5—10000).	67	31	2
Eosinophylie (1—3%)	66	34	—
Blutsenkungsgeschwindigkeit	normal oder leicht erhöht 100%		
Blutungszeit (2—3 min)	100	—	—
Blutgerinnungszeit (3—8 min)	90	10	—
Totalprotein (6—8 g)	82	7	11
Totalalbumin (4,5—5,5)	13	—	87
Totalglobulin (1,5—3)	41	50	9
A/G-Quotient (1,5)	27	—	73
Rest-N (25—35).	84	16	—
Zucker (80—120)	100	—	—
Choride (340—380)	20	80	—
Calcium (9—11).	75	19	6
Phosphor (3—4).	53	20	27
Cholesterin (150—250)	86	7	7
alkalische Phosphatase (1—3 Bodansky-Einheiten).	42	58	—
Prothrombin	50	50	—
Bromsulphthalein-Retention	79	21	—
Kephalin-Reaktion (0)	—	100	—
Grundumsatz	100	—	—
Serologie	100	—	—
Tuberkulin-Reaktion	94	—	—
Sputum (negat. Tbc)	100	—	—

MACHLE und WILSON, 1952) sind aus den Tab. 26 und 27 zu ersehen. Die klinischen Laboratoriumsuntersuchungen zeigen keine spezifischen Ergebnisse für die chronische Beryllium-Krankheit.

Das Röntgenbild zeigt im ersten Stadium („Sandsturm") ganz feine miliare Herde im Mittelfeld ohne Hilusbeteiligung, im zweiten Stadium eine wabig neutförmige Struktur und im dritten Stadium („Schneegestöber") Abb. 12 und 13, noduläre Formen mit Bildung von bis zu 5 mm großen Granulomen (hauptsächlich Hilusgebiet) die teilweise zusammenfließen.

γ) **Differentialdiagnose.** Differentialdiagnostisch kommen Morbus Boeck, Carcinommetastasen, Lungenmycosen, Lungentuberkulose, Silikose und andere Pneumokoniosen in Betracht.

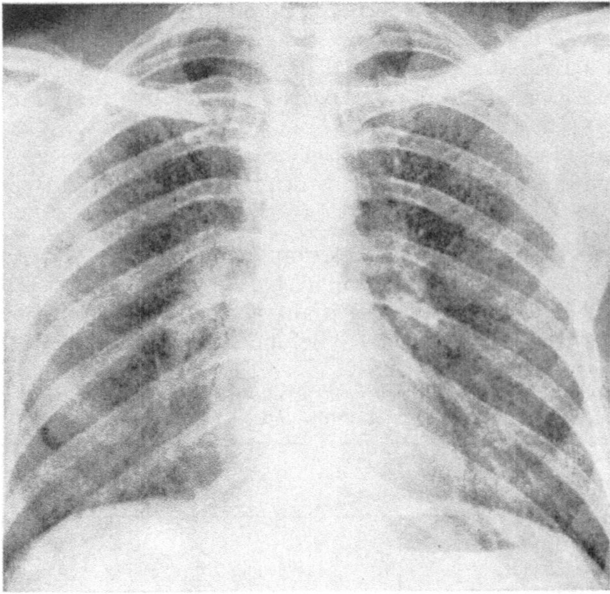

Abb. 12. Chronische pulmonare Granulomatosis (BRUCE, LOVEJOY, BROTHERS und VELASQUEZ, 1949)

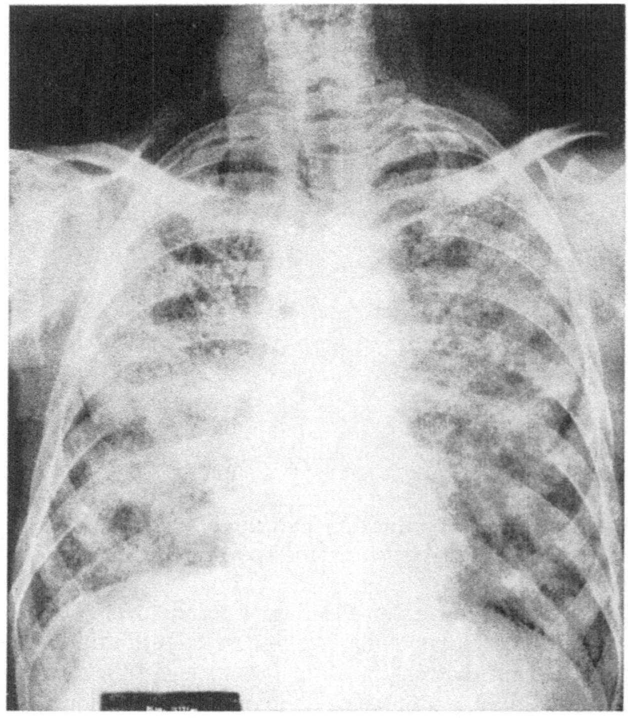

Abb. 13. Chronische pulmonare Granulomatosis (BRUCE, LOVEJOY, BROTHERS und VELASQUEZ, 1949)

δ) **Komplikationen.** Unter den Komplikationen ist die Entwicklung eines Cor
pulmonale die bedeutendste. Das Auftreten von Lungenkrebs bei chronischen

Be-Erkrankungen ist trotz der positiven Tierversuche sehr selten. Bisher wurden zwei Fälle von Schepers (1961, 1962, s. Abb. 14) und ein sicherer Fall von Niemöller (1963) berichtet.

ε) **Prognose.** Nur selten wurde über eine totale Heilung berichtet. In den meisten Fällen hatte die Erkrankung progressiven Charakter und vor Einführung der Corticoid-Behandlung war die Letalität ca. 30 %. Bei langer Latenzzeit (über 10 Jahre) ist die Prognose erheblich besser.

ζ) **Therapie.** Die besten Behandlungs-ergebnisse werden mit ACTH, Cortison, Prednison und Prednisolon berichtet. Die Erfolge sind so gut, daß in den letzten Jahren keine Todesfälle mehr vorgekommen sind. Zur symptomatischen Behandlung werden Antihistaminika, Herz- und Kreislaufmittel, Sauerstoffatmung und Bettruhe empfohlen. Die im Tierexperiment bei der Be-Entgiftung günstigen Ergebnisse mit Aurintricarbonsäure und Salicylaten sind noch nicht klinisch nachgeprüft worden. BAL (2,3-Dimercaptopropanol) hatte klinisch bei der chronischen BeErkrankung keine Wirkung.

η) **Prophylaxe.** Als prophylaktische Maßnahmen kommen für die Beryllium verwendenden Fabriken Absaugevorrichtungen, Ventilation, Tragen von Frischluftmasken, Duschen und Kleiderwechsel der Arbeiter infrage. Der Gesundheitszustand der Arbeiter muß periodisch überwacht werden. Der Wert für die maximale Arbeitsplatzkonzentration (MAK) darf niemals überschritten werden.

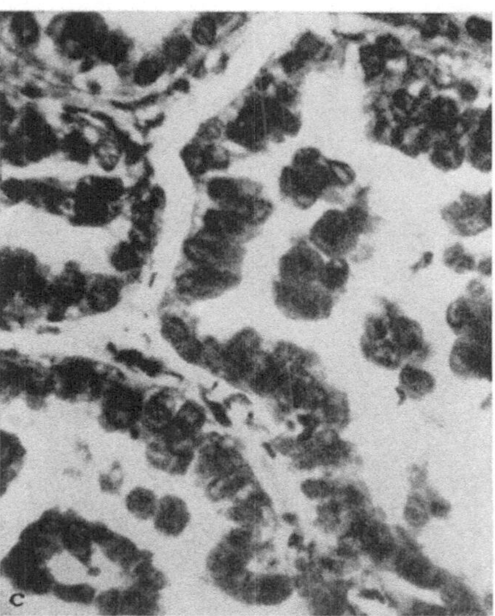

Abb. 14. Acinäres Adenocarcinom in der Lunge eines Arbeiters, der mit Beryllium exponiert war (Schepers, 1962a)

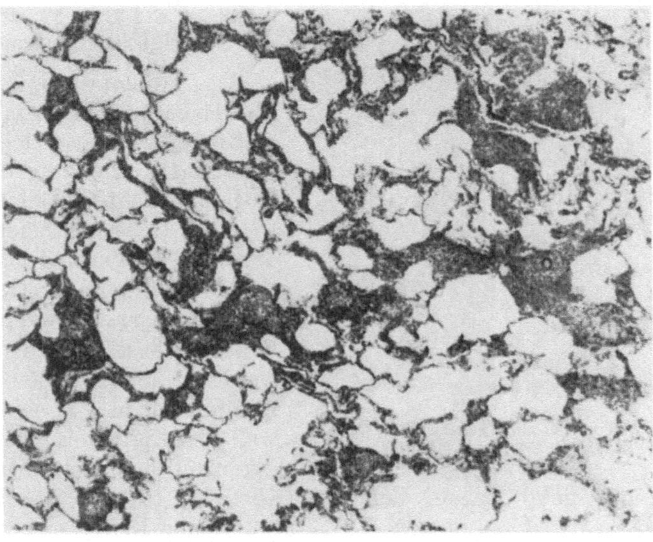

Abb. 15. Beryllium-Granulome in der Lunge. (Williams, 1958)

δ) **Pathologie.** Bei den Be-Lungengranulomen handelt es sich um Bindegewebs-proliferationen mit Sklerosierung, Hyalinisierung und Anhäufung von Epitheloid-

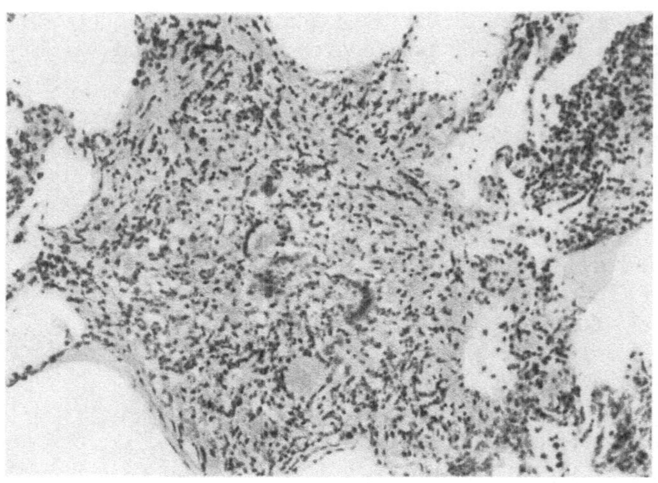

Abb. 16. Histologischer Schnitt durch ein Beryllium-Granulom der Lunge (WILLIAMS, 1958)

zellen sowie vereinzelten Fremdkörperriesenzellen (Abb. 15 und 16). Diese Granulome zeigen häufig im Zentrum Nekrosen und unterscheiden sich so vom Boeck'schen Sarkoid. Sie finden sich mitunter in den regionären Lymphknoten der Brust, des Nackens und der Achselhöhle, sowie auch manchmal in der Leber (Abb. 17), Milz und Knochenmark. Gelegentlich entstehen sie auch durch hämatogene oder lymphogene Verschleppung in der Haut.

b) Subkutane Granulome

Die subkutanen Be-Granulome werden hauptsächlich in der Leuchtstoffindustrie beobachtet. Nach Glassplitterverletzungen werden Be-haltige Leuchtstoffteilchen implantiert. Im Gewebe scheidet sich dann aus den Be-Verbindungen metallisches Beryllium aus. Etwa 2—4 Monate nach der Verletzung treten die Granulome auf, die $2{,}5 \times 2{,}0$ cm groß werden können. Es sind Bindegewebs-proliferationen mit einem Infiltratwall aus Epitheloidzellen, Lymphocyten und vereinzelten Fremdkörper-

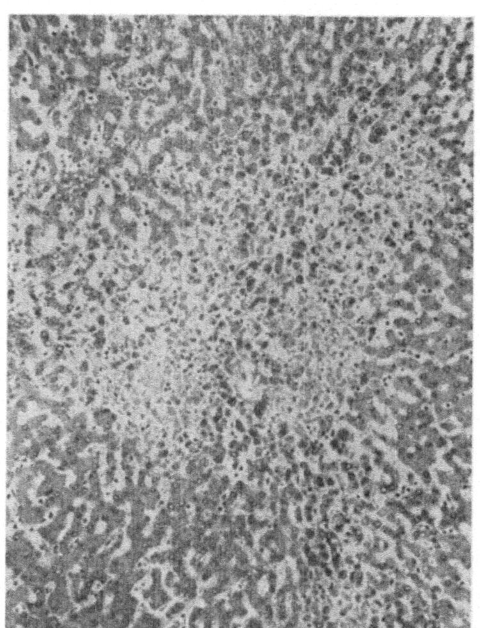

Abb. 17. Lebergranulom bei chronischer Berylliosis (DE NARDI, VAN ORDSTRAND, CURTIS und ZIELINSKI, 1953)

Riesenzellen mit nekrotischem Zentrum (Abb. 18, 19 und 20). Histologisch besteht zwischen den Granulomen der Haut und der Lunge eine weitgehende Übereinstimmung.

c) Pathogenese

Heute wird zum größten Teil die Meinung von STERNER und EISENBUD (1951) vertreten, daß die Beryllium-Vergiftung eine immunologische Reaktion darstellt, wobei ein Be-Protein-Komplex als Antigen wirken soll. Diese Konzeption erklärt die Granulombildung besser. Beweisend scheinen die positiven Hautteste mit

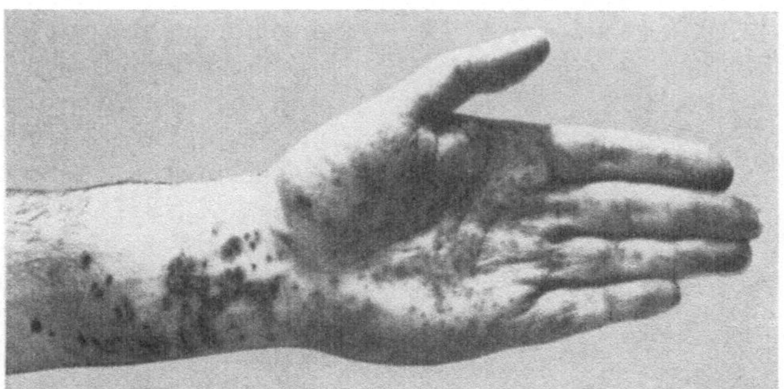

Abb. 18. Beryllium-haltige Granulome an der minenverletzten Hand (LEHMANN, 1956)

Be-Verbindungen bei davon befallenen Personen zu sein (Patch-Test von CURTIS, 1959). Die Theorie erklärt auch, daß nicht alle mit Be in Kontakt kommenden Personen erkranken und ferner auch die guten Behandlungsergebnisse mit Cortison und ACTH.

14. Industrielle hygienische Betrachtungen

a) Expositionsquellen

Die wichtigste Aufnahmemöglichkeit von Be oder Be-Verbindungen besteht in der Inhalation von Stäuben, Rauch, Dämpfen oder Nebeln. Stäube können beim Zerreissen, Mahlen oder Schneiden von Be-haltigem Material entstehen. Am gefährlichsten sind dabei Stäube mit Teilchengrößen unter 10 μ. Rauch bildet sich beim Schmelzen, Gießen und Schweißen von Be und seinen Legierungen, wobei der Rauch durch Kondensation des Materials aus der Dampfphase entsteht. Gefährliche Dampfkonzentrationen treten bei einigen Be-Verbindungen schon beim Erhitzen auf nur 150° C auf. Nebel von löslichen Be-Verbindungen und von Be entstehen beim nassen Mahlen und Polieren. Unabhängig von der Quelle, der Zusammensetzung oder dem Charakter des Materials ist es die Be-Menge in der Luft, die kontrolliert werden muß.

b) Maximale Arbeitsplatz-Konzentration (MAK)

Es bestehen bisher noch keine einheitlichen Auffassungen darüber, welche Be-Konzentrationen in der Luft als unschädlich angesehen werden können. Da sowohl das Metall als auch seine Verbindungen (Ausnahme Beryll) als potentiell toxisch gelten, forderte 1948 das Atomic Energy Advisory Committee in USA: 1. In den Fabriken darf eine Be-Konzentration von 2 γ/m^3 während eines 8-Stunden-Tages nicht überschritten werden; 2. Während eines Tages sollte keine Person einer Konzentration von 25 γ/m^3 auch für kürzeste Zeit exponiert werden; in der Nachbarschaft von AEC-Fabriken darf die durchschnittliche monatliche Konzentration nicht 0,01 γ/m^3 überschreiten. Auch von der American Conference of Governmen-

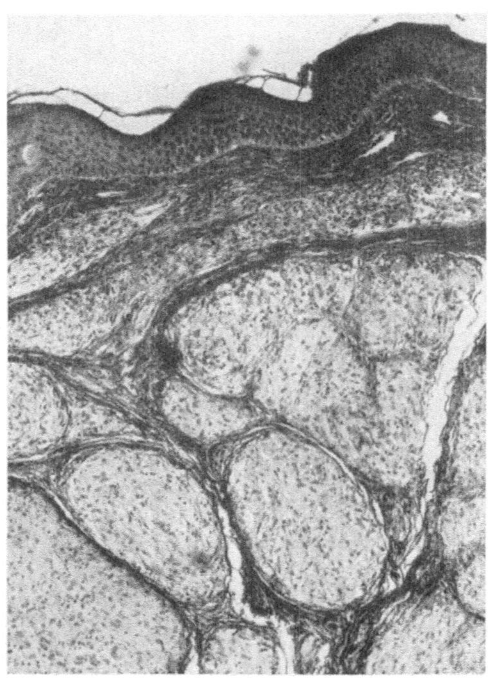

Abb. 19. Histologischer Schnitt durch ein Beryllium-Hautgranulom (LEHMANN, 1956)

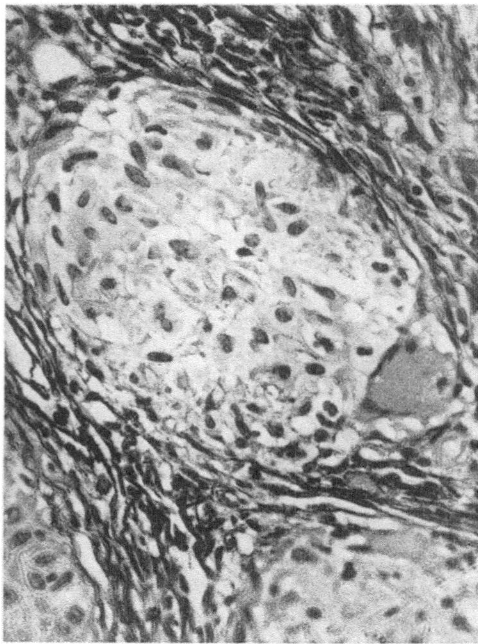

Abb. 20. Histologischer Schnitt durch ein Beryllium-Hautgranulom. Epitheloidzellhaufen mit Riesenzelle (LEHMANN, 1956)

tal Industrial Hygienists (BALL, COOPER, STOKINGER, JACOBSON, ELKINS, COLEMAN und REINHARDT, 1964, Threshold Limit Values) und der American Industrial Hygiene Association (Hygienic Guide Series, 1956) wurden diese Grenzwerte angenähert angenommen.

Von verschiedenen Autoren wurde nun angeführt, daß diese Grenzwerte zu niedrig angesetzt worden seien. Nach Angaben von BONSANQUET und PEARSON (1947), EISENBUD, BERGHOUT und STEADMAN (1948), MACHLE, BEYER und GREGORIUS (1948) und STERNER und EISENBUD (1951) sollen in der Be-Industrie Konzentrationen von 2—3 mg/m³ bei einer Arbeitsdauer bis zu 6 Jahren unschädlich sein. MELNIKOV (1959) sieht auch die in der Industrie vorkommenden Be-Konzentrationen von 1—2 γ/m³ noch nicht als toxisch für gesunde Arbeiter an. Wenn man aber bedenkt, daß die Aufnahme von Be noch nach Jahrzehnten neben einer Berylliose zu carcinogenen Vorgängen führen kann (NIEMÖLLER, 1963), so kann eigentlich der MAK-Wert nicht niedrig genug sein. Nicht unwesentlich erscheint aber dabei auch die Arbeit von WILLIAMS und GARMON (1961), die in Zigarettentabaken 0,015—0,075 ppm Be nachweisen konnten. Die Analysen des Rauches, der Asche und der Reste von 10 Zigaretten ergaben 0,17 und 0,10 γ Be. Vielleicht führt auch der Be-Gehalt neben Benzpyren bei starken Rauchern zu Lungenkrebsen. Dabei stimmt es bedenklich, daß TIETZ et al. im Lungengewebe eines großen Teils der amerikanischen Bevölkerung Be finden konnte.

c) Analytische Methoden

Die quantitative Bestimmung des Be in der Luft und in Körpergeweben und -flüssigkeiten muß in gewerbehygienischer Hinsicht und bei tierexperimentellen Versuchen durchgeführt werden können. In den Betrieben und in der Umgebung von Fabriken, in denen mit Beryllium oder seinen Verbindungen gearbeitet wird, ist eine ständige Kontrolle der Beryllium-Konzentration in der Luft unerläßlich, da die zulässige Konzentration in der Luft nicht überschritten werden darf. Andererseits ist es im Tierexperiment zur Bestimmung der Resorption, Verteilung, Retention und Ausscheidung des Berylliums nötig, dessen Gehalt in den verschiedenen Organen und Körperflüssigkeiten zu bestimmen.

I. Bestimmung des Beryllium in der Luft

Nach BRESLIN und HARRIS (1959) werden zur Bestimmung des Be-Gehaltes in der Luft heute nach Aufschließung des gesamten Staubes spektrographische oder fluorimetrische Verfahren angewandt.

a) **Chemische Aufschließung.** Be-Standardlösung: Spektroskopisch reines Berylliumsulfat (0,982 g) wird in 100 ml 20%iger Salzsäurelösung gelöst und bis zu einem Volumen von 1 Ltr. mit Wasser verdünnt. So beträgt der normale Be-Gehalt in dieser Lösung 50 γ/ml.

Aluminium-Standardlösung: Durch Auflösen von wasserfreiem Aluminiumsulfat in Wasser wird eine Lösung hergestellt, die 2,5 mg Aluminium/ml enthält.

Oxin-Lösung: 12 g Oxin (8-Hydroxychinolin) werden in Eisessig gelöst und mit Wasser auf 100 ml verdünnt.

Das Filterpapier, das den aus der Luft aufgefangenen Be-Staub enthält, wird in einem 400 ml Becherglas mit 100 ml konzentrierter Salpetersäure und 5 ml konzentrierter Schwefelsäure behandelt. Das Glas wird auf eine heiße Platte gestellt und es werden Schwefeltrioxiddämpfe in die Mischung eingeleitet. Nach dem Abkühlen werden 25 ml konzentrierte Salpetersäure und 0,6 ml 60%iger Perchlorsäure zugesetzt, und das Glas wird erhitzt. Salpetersäure wird so lange zugesetzt, bis das organische Material zerstört ist. Die Lösung wird in ein 50 ml Platingefäß gefüllt, 2 ml Flußsäure werden zugegeben und die Lösung wird auf einem Sandbad zur Trockne eingedampft. Nach Zusatz von 4 ml konzentrierter Salzsäure wird die Lösung in ein 50 ml Zentrifugenglas eingefüllt und das Volumen mit Wasser auf ca. 20 ml ergänzt. Nun wird die Lösung mit Ammoniumhydroxid neutralisiert, wobei Eisen und Aluminiumhydroxid ausfallen. Nach Zusatz von 2 ml Eisessig wird so lange Salzsäure zugetropft, bis sich die Niederschläge wieder lösen. Dann werden 5 ml der 12%igen Oxin-Lösung und etwas Papierschnitzel zugegeben. Der pH wird mit Ammoniumhydroxid auf 6 eingestellt und dann wird mit ca. 300 rpm für 5 min zentrifugiert. Die Flüssigkeit wird durch ein Filterpapier in ein 125 ml Glas filtriert. Der Niederschlag wird mit Wasser gewaschen und die Waschflüssigkeiten werden zu dem Filtrat gegeben. Das gemeinsame Filtrat wird mit 10 ml Chloroform extrahiert, um den Überschuß an Oxin zu entfernen. Die wässrige Phase wird in ein 50 ml Zentrifugenglas gebracht und ein pH von 7 eingestellt. Findet man bei diesem pH einen Niederschlag, so ist nicht alles Eisen und Aluminium entfernt worden und die Oxin-Trennung muß wiederholt werden. Wenn die Lösung klar ist, wird 1 ml Aluminium-Lösung zugesetzt und die überstehende Flüssigkeit abgegossen. Dieser Niederschlag des chemischen Verfahrens wird dann spektrographisch oder fluorimetrisch bestimmt. Dieses Verfahren kann durch die Verwendung von Acetylaceton (Be-Acetylacetonat) noch verfeinert werden, da hier das Beryllium von seinen begleitenden Kationen befreit wird.

β) **Spektrographisches Verfahren.** Der mit dem chemischen Verfahren erhaltene Niederschlag wird in verdünnter Schwefelsäure gelöst, auf Kochsalz aufgetrocknet und dieses in die Elektroden eines Bogenspektrographen gebracht. Die Intensität der charakteristischen Aluminium- (234,86 mμ) und Beryllium-Linien (236,71 mμ) wird ermittelt und mit einer Eichkurve verglichen. Bei dieser Methode kann man Be-Mengen bis zu 0,005 γ erfassen.

γ) **Fluorimetrisches Verfahren.** Der mit dem chemischen Verfahren erhaltene Niederschlag wird gelöst und mit 1 n Natronlauge auf ein Volumen von 5 ml verdünnt. Je 1 ml dieser Lösung wird mit 1 ml 0,0001%iger Morin-Lösung versetzt, und auf 5 ml aufgefüllt. Anschließend erfolgt die Fluoreszenzmessung. Mit dieser Methode können Be-Mengen von 0,005 γ gemessen werden.

II. Bestimmung des Berylliums in Organgeweben und -flüssigkeiten

Die oben genannten spektrographischen und fluorimetrischen Verfahren können natürlich auch zur Bestimmung des Be-Gehaltes in Organgeweben und Flüssigkeiten benutzt werden. Die Veraschung des organischen Materials geschieht ähnlich wie es für das mit Be beladene Papier angegeben wurde.

Von ALDRIDGE und LIDDEL (1948) wird eine colorimetrische Methode zur Bestimmung kleiner Mengen Be in biologischem Material angegeben, wobei mittels Naphthochromazurin 2 B bei pH 11,5—12,3 eine Be-Menge bis zu 0,2 γ genau bestimmt werden kann. Es wird hierbei ebenfalls das biologische Material mit Salpetersäure und Chromschwefelsäure verascht. Dann werden die Ionen, die in dem oben genannten pH-Bereich ausfallen, entfernt. Das Be wird zusammen mit Aluminium als Phosphat niedergeschlagen. Nach Zusatz von Farbstofflösung wird die Intensität der Färbung in einem Photometer gemessen und daraus die Be-Menge errechnet.

III. Nachweis in histologischen Gewebsschnitten

DENZ (1949) färbte Beryllium mit Naphthochromgrün B grün. Nach POLICARD (1950) wird nach van Gieson (Ponceaurot) gefärbt, wobei das im Gewebe abgelagerte Be brilliant rot wird. In polarisiertem Licht erscheinen die Kollagenfasern doppelbrechend, BeO nicht.

Die Literaturangaben der bedeutendsten analytischen Untersuchungsmethoden finden sich im Literaturverzeichnis gesondert.

Übersichtsarbeiten

EVEREST, D. A.: The chemistry of beryllium. Amsterdam: Elsevier Publishing Co., 1964.

TEPPER, L. B., H. L. HARDY, and R. J. CHAMBERLIN: Toxicity of beryllium compounds. Amsterdam, London, New York, Princeton: Elsevier Publishing Co., 1961.

VORWALD, A. J.: Pneumoconiosis. New York: Paul B. Hoeker Inc., 1950.

Literatur

A. Experimentelle Arbeiten

ALDRIDGE, W.N., J.M. BARNES, and F.A. DENZ: Experimental beryllium poisoning. Brit. J. exp. Path. **30**, 375 (1949).
— Beryllium and alkaline phosphatase. Nature **165**, 772 (1950).
—, J.M. BARNES, and F.A. DENZ: Biochemical Changes in acute beryllium Poisoning. Brit. J. exp. Path. **31**, 473 (1951).
—, and M. THOMAS: The inhibition of phosphoglucomutase by beryllium. Biochem. J. **92**, 16 P (1964).
ARAKI, M., S. OKADA, and M. FUJITA: Experimental studies of berylliuminduced malignant tumors of rabbits. Gann **45**, 449 (1954).
ARENA, M.: Über die Wirkung der Elemente der seltenen Erden auf die Pflanzen. Rend. Accad. Sci. Fis. Mat. **33**, 37 (1928).
ARMSTRONG, R.D., L.J. LEACH, W.L. DOWNS, E.A. MAYNARD, H.C. HODGE, and R.C. KESEL: Beryllium Sensitization in pig. Univ. of Rochester Atomic Energy Project UR-417 14. 2. 1956 p. 1.
BAMBICIONI-MAZZETTI, V.: Wirkung der Salze des Berylliums, Zirkoniums und Palladiums auf die geotrope Sensibilität der Wurzeln. Atti Accad. Nazl. Lincei Rend. **20**, 125 (1934).
BARNES, J.M.: Experimental investigations into the toxicity of beryllium. Proc. 9th Intern. Congr. Ind. Med., London 1948, p. 630 (1949).
—, F.A. DENZ, and H.A. SISSONS: Beryllium-bone sarcomata in rabbits. Brit. J. Cancer **4**, 212 (1950).
— Experimental production of malignant tumors by beryllium. Lancet **258**, 463 (1950).
BASSLER, R., P. CHAVELIER, F. DELOGE, and C. DESAIVE: Effects of Beryllium on the growth and ossification of the phalanges of the chick embryo cultivated in vitro. Arch. Biol. (Liège) **71**, 199 (1960a).
—, et C. DESAIVE: Effets de faibles doses de béryllium sur la croissance et l'ossification d'ébaudes osseuses d'embryons de poulet, cultivées en „roller tubes“. Compt. Rend. Soc. Biol. **154**, 458 (1960b).
BELMAN, S., W. TROLL, and N. NELSON: Immunochemical studies on beryllium. Progr. Report to April 1957. New. York Univ. Bellevue Med. Center. Contract AT (30—1) 1664 (1957).
BERTHA, H., H. MALISSA, and F. POHL: Microchem. studies on the topical distribution of trace elements in the brain. Mikrochem. verein. Mikrochim. Acta **36/37**, 989 (1951).
BIANVENU, P., C. NOFRE, et A. CIER: Toxicité générale comparée des ions métalliques. Relation avec la classification périodique. Compt. Rend. Seances Acad. Sciences **256**, 1043 (1963).
BLUDAU, W., u. H.J. HAITE: Untersuchungen über die Bedeutung des Anions bei vergleichender Prüfung des exsudativen Hemmenden Wirkung verschiedener Erdalkalisalze am Eiweißödem der Rattenpfote. Arzneimittel-Forsch. **4**, 639 (1954).
BOHROD, M.G.: Beryllium sensitization in guinea pig. Amer. J. Med. **3**, 511 (1947).
BOOIJ, H.L.: Die Plasmamembrane als komplexes System betrachtet. Recueil. Trav. bot. néerl. **37**, 1 (1940).
BOROVIK, S.A., and T.F. BOROVIK-ROMANOVA: Content of rare elements in insects from data of spectrum analyses. Tr. Biogeokhim. Lab. Akad. Nauk SSSR **9**, 149 (1949).
BRANION, H.D., B.L. GUYATT, and H.D. KAY: Beryllium rickets. J. biol. Med. 92, XI (1931).
—, F.F. TISDALL, and T.G.H. DRAKE: Beryllium rickets in chickens. Poultry Sci. **18**, 66 (1939).
BREEDIS, C: Auftreten von accessorischen Beinen und von Sarkom beim Wassermolch (Triturus viridescens) durch krebserregende Substanzen. Cancer Res. **12**, 861 (1952).
BUSINCO, L.: Experimentelle Rachitis nach Verabreichung von Berylliumcarbonat. Boll. Soc. ital. Biol. sper. **14**, 649 (1939).
CACCURI, S.: Die Veränderung der Leber und der Nieren bei der Beryllium-Vergiftung. Rass. Med. Ind. **11**, 307 (1940).
CASAROTTO, M.G.: Wirkung von Berylliumcarbonat auf die Zähne. Clin. odontoiat. **7**, 113 (1952).
— Recherches expérimentales concernant l'action toxique du carbonate de béryllium sur les dents. Rev. Stomat. **53**, 491 (1952).
CASH, R., R.J. SHAPIRO, S.H. LEVY and S.M. HOPKINS: Chelating agents in the therapy of beryllium poisoning. New Engl. J. Med. **260**, 683 (1959).
CASS, J., F. CLEVELAND and W. HORTON: Biological effects of beryllium and its compounds. U.S. At. Energy Comm. NYO—8601 (1958).

CERESA, C.: Verhalten von Calcium, Phosphor, Chloriden und Harnstoff im Serum und des pH
   während der experimentellen Vergiftung mit Berylliumcarbonat. Med. Lavoro **37**, 298 (1946).
CHENG, K.K.: Experimental studies of the mechanism of the zonal distribution of beryllium
   liver necroses. J. Path. Bact. **71**, 265 (1956).
CHEVREMONT, M., and H. FIRKET: Action of beryllium on cells cultivated in vitro. Nature **167**,
   772 (1951a).
— — Histochemical study of the action of beryllium on mitosis in tissue cultures (alkaline
   phosphatase and nucleic acid). Compt. Rend. Soc. Biol. **145**, 938 (1951b).
— — The action of beryllium on growth and mitosis in duck muscle tissue cultures. Arch.
   Biol. (Paris). **63**, 411 (1952a).
— — Action du beryllium en culture de tissus. II. Etude histochimique, mécanisme d'action
   du beryllium et rôle de la phosphatase alcaline nucléaire dans la mitose. Arch. Biol. (Paris)
   63, 515 (1952b).
— Die alkalische Phosphatase des Kerns; seine Rolle bei der Mitose. Bull. Acad. roy. Méd.
   Belg. **18**, 48 (1953).
CLEAVE, C.D. VAN, and C.T. KAYLOR: Distribution, retention and elimination of ^{7}Be in rats
   after intratracheal injection. Arch. Ind. Health **11**, 375 (1955).
— — Distribution and retention of carrier-free radioberyllium in the rat. Arch. Ind. Health **7**,
   367 (1953).
CLOETENS, R.: Eigenschaften der alkalischen Phosphatasen. II. Mit verschiedenem M_2 und
   der M_2-freien Apophosphatase. Biochem. Z. **310**, 42 (1942).
CLOUDMAN, A.M., D. VINING, S. BARKULIS, and J.J. NICKSON: Bone changes following intra-
   venous injections of beryllium. Amer. J. Path. **25**, 810 (1949).
COCHRAN, K.W., M. MAZUR, and K.P. DU BOIS: Studies on acute beryllium-poisoning in
   guinea pigs. Fed. Proc. **9**, 264 (1950).
—, M.M. ZERWIK, and K.P. DU BOIS: Studies on the mechanism of acute beryllium poisoning.
   J. Pharmacol. exp. Ther. **102**, 165 (1951).
COMAR, M.: De la toxicité du beryllium-glucinium. These de Méd. Paris 1935.
CONCILIIS,, A. DE: Über das Verhalten des Blutzuckerspiegels bei der chronischen Vergiftung
   mit Berylliumoxid. Experimentelle Untersuchungen. Folia med. **25**, 290 (1939).
— Das Verhalten des Blutzuckers bei chronischer Vergiftung mit Berylliumoxid. Zbl. Ge-
   werbehyg. **27**, 105 (1940).
CORNEC, E.: Seltene Elemente in Meerwasser und Seepflanzen. Compt. Rend. Accad. Sci. **168**,
   513 (1918).
CREWTHER, W.G.: The effect of pH and cations on the thermal denaturations of trypsin.
   Aust. J. biol. Sci. **6**, 597 (1953).
CROSSMON, G.C., and W.C. VANDEMARK: Microscopic observations correlating toxicity of
   beryllium oxide with crytal structure. Arch. Ind. Health **9**, 481 (1954).
CROWLEY, J.F., J.G. HAMILTON, and K.G. SCOTT: Der Stoffwechsel von trägerfreiem Radio-
   beryllium in der Ratte. J. biol. Chem. **177**, 975 (1949).
CURTIS, A.C., and R.H. GREKIN: Beryllium sensitization in men. Med. Clin. N. Amer. **33**,
   31 (1949).
DAVIES, T.A., and H.E. HARDING: Beryllium granulomata in the lungs of rats. Brit. J. Ind.
   Med. **7**, 70 (1950).
DOWNS, W.L., R.D. ARMSTRONG, E.A. MAYNARD, R.B. COYE, Jr., J.K. SCOTT, H.C. HODGE,
   and R.C. KESEL: Beryllium granulomata in the skin of the pig. Univ. Rochester Atomic
   Energy Project Report No. UR—416 23. 3. 1956, p. 1.
DU BOIS, K.P., K.W. COCHRAN, and M. MAZUR: Inhibition of Phosphatases by beryllium and
   antagonism of the inhibition by manganese. Science **110**, 420 (1949).
— Toxicity of beryllium. Symposium Massachusetts Inst. of Technol. Cambridge, Mass.
   18. 1. 1950.
DUCKWORTH, J., and R. HILL: Beryllium in bone. Nutr. Abstr. Rev. **23**, 1 (1953).
DULIERE, W., et L. DE BORGGRAEF: L'influence du glucinium sur l'irratabilité du cœur de
   grenouille. Compt. Rend. Soc. Biol. **98**, 1255 (1928).
DUNCAN, C.W., u. E.J. MILLER: Die Ergebnisse der Verfütterung verschiedener Mengen von
   Beryllium-enthaltender Erde an Hühner, Hunde und Ratten. J. Nutr. **11**, 371 (1936).
DUNSTONE, J.R.: Ion-exchange reactions between cartilage and various cations. Biochem. J.
   77, 164 (1960).
DUTRA, F.R., and E.J. LARGENT: Osteosarcoma induced by berylliumoxide. Amer. J. Path.
   26, 197 (1950).
— Experimental beryllium granulomas of the skin. Arch. Ind. Hyg. Occ. Med. **3**, 81 (1951).
—, E.J. LARGENT, and J.L. ROTH: Osteogenic sarcoma after inhalation of berylliumoxide.
   Arch. Path. **51**, 473 (1951).
— —, J. CHOLAK, D.M. HUBBARD, and J.L. ROTH: Persistence of beryllium in lungs after
   inhalation of dust. Arch. Ind. Hyg. Occ. Med. **4**, 65 (1951).

FABRONI, S.M.: Über den Einfluß des Berylliums und seinen Verbindungen auf den Organismus. Klin. Wschr. **12**, 1963 (1933a).
— Organismus und Beryllium-Wirkung. Med. Lavoro **24**, 274 (1933b).
— Beryllium-Wirkungen auf das Lungengewebe. Med. Lavoro **25**, 441 (1934).
— Rachitis bei Meerschweinchen und basisches Beryllium-carbonat. Med. Lavoro **26**, 297 (1935).
FARRIS, G.: Experimentelle Granulome durch fluoreszierende Substanzen. Minerva derm. **21**, 230 (1952).
FEARON, W.R.: Eine Klassifikation der biologischen Elemente mit einer Bemerkung über die Biochemie des Berylliums. Sci. Proc. Roy. Dublin Soc. **20**, 531 (1933).
FELDMAN, J., W.F. NEUMAN, J.R. HAVILL, and R.A. DANLEY: The role of citrate in the transport of beryllium by the blood. Congr. Intern. Biochim., 2. Congr., Paris 1952, p. 143.
—, J.R. HAVILL, and F.W. NEUMAN: The state of beryllium in blood plasma. Arch. Biochem. Biophys. **46**, 443 (1953a).
— — — Physico-chemical studies of beryllium complexes. V. The state of beryllium in blood. Univ. Rochester, Atomic energy project UR–246, Contrat W–7401–eng– **49**, 17. 3. 1953b.
FERRARIS DE GASPARE, P.F.: Experimental Beryllium injury to the eye. Boll. Oculist. **31**, 337 (1952).
FINKEL, A.J., and M.R. WHITE: Salicylates and experimental beryllium poisoning. Proc. Soc. Exptl. Biol. Med. **79**, 672 (1952a).
— — Salicylates and experimental beryllium poisoning. AECU—1930, UAC 536 (1952b).
FIRKET, H., et M. CHEVREMONT: Neutralisation partielle de l'action du beryllium sur la mitose par le magnesium. Compt. Rend. Soc. Biol. **146**, 310 (1952).
— Mise e évidence histochimique de beryllium dans les cellules cultivées in vitro. Compt. Rend. Soc. Biol. **147**, 167 (1953).
FORBES, R.M., A.R. COOPER, and H.H. MITCHELL: On the occurence of beryllium and boron, cobalte and mercury in human tissues. J. biol. Chem. **209**, 857 (1954).
FREIMAN, D.G.: Use of an organic chelating agent in histochemical study of alkaline phosphatase activation. Proc. Soc. Exptl. Biol. Med. **84**, 338 (1953).
FREINKEL, N., and S.H. INGBAR: Einfluß von Stoffwechselgiften auf den Jodtransport von Schaf-Schilddrüsenschnitten. J. clin. Endocr. **15**, 598 (1955).
GARDNER, L.U.: Generalised pulmonary granulomatosis occuring workers believed to be exposed to beryllium and its compounds. Ind. Hyg. Bull. 1946, p. 89.
—, and H.T. HESLINGTON: Osteo-sarcoma from intravenous beryllium-compounds in rabbits. Fed. Proc. **5**, 221 (1946).
GELMAN, J., S. BRAUN u. S. LEWINA: Zur Frage der elektrocardiographischen Veränderungen bei gewerblichen Vergiftungen. Arch. int. Med. **14**, 11 (1936).
GESSNER, O., u. K. SEIBERT: Berylliumverbindungen und Tuberkulose. Beitr. Klin. Tuberk. **75**, 609 (1930).
GOLDENBERG, H., and A.E. SOBEL: Calcification. IX. Influence of alkaline earths on survival of the calcifying mechanism. Proc. Soc. Exptl. Biol. Med. **81**, 695 (1952).
GOLDMAN, E.J., N.Y. MAZENTSEVA, and O.Y. MOGILEWSKAYA: Wirkung des Organismus von Industriestäuben verschiedener Zusammensetzung mit seltenen und häufigen Metallen und ihren Verbindungen: Industriestäube bei der Produktion von Leuchtstoffen. Toksikol. Redkikh Metal. **249**, (1963).
GORLIN, H.J.: Beryllium rickets: Effect of teath, mandibular joint and bones of skull of the albino rat. Oral Surg. **4**, 177 (1951).
GRANATA, M.: Experimentelle Granulome durch Beryllium. Minerva med.-leg. **72**, 71 (1952).
GREENSTEIN, J.P., C.E. CARTER, H. CHALKLEY, and F.M. LEUTHARDT: Effect of beryllium on nucleic acids. J. nat. Cancer Inst. **7**, 9 (1945).
GRIER, R.S., M.B. HOOD, and M.B. HOAGLAND: Observations on the effects of beryllium on alkaline phosphatase. J. biol. Chem. **180**, 289 (1949).
GUTMAN, A.B., and T.F. YÜ: A further consideration of the effects of beryllium salts on in vitro calcification of cartilage. Trans. 3rd Macy Found. Conf. Metabolic Interrelations, New York, 1950.
GUYATT, B.L., H.D. Kay, and H.D. BRANION: Beryllium-Rachitis. J. Nutr. **6**, 313 (1933).
HALL, R.H., S. LASKIN, G. SPRAGUE, and B.H. BROWN: Correlation between toxicity by inhalation and physical properties of beryllium oxide. Fed. Proc. **8**, 299 (1949).
—, J.K. SCOTT, S. LASKIN, C.A. STROUD, and H.E. STOKINGER: Acute toxicity of inhaled beryllium. III. Oberservations correlating toxicity with the physico-chemical properties of beryllium oxide dust. Arch. Ind. Hyg. Occ. Med. **2**, 25 (1950).
HAMILTON, H.L., and A.L. KONING: Effects of a phosphatase inhibitor on the structure of the development down feather. Amer. J. Anat. **99**, 52 (1956).

HATEM, S.: L'affinité de l'histamine pour le glucinium, élément cancérigéne. Compt. Rend. Soc. Biol. **153**, 574 (1959).
— Parallélisme entre l'inhibition de la cancérogenèse de métaux et la liberation de l'histamine engagée. Compt. rend. Seances Acad. Sci. **250**, 4332 (1960).
HIATT, H., P. A. MARKS, and E. SHORR: Effects of inhibitors on calcium deposition in cartilage in vitro. J. biol. Chem. **204**, 187 (1953).
HIGGINS, G. M., and J. F. HERRICK: Beryllium-induced osteogenic sarcoma in rabbits. J. Bone Jt Surg. **36** B, 543 (1954).
HOAGLAND, M. B., R. S. GRIER, and M. B. HOOD: Beryllium and Growth. I. Beryllium-induced osteogenic sarcomata. Cancer Res. **10**, 629 (1950).
— Beryllium and growth. II. The effect of beryllium on plant and growth. Arch. Biochem. Biophys. **35**, 249 (1952a).
— Beryllium and growth. III. The effect of beryllium on plant phosphatase. Arch. Biochem. Biophys. **35**, 259 (1952b).
HOCH, F. L., and B. L. VALLEE: Effects of adenosine triphosphate and metals upon an electron-transport system in mitochondria. Nature **176**, 256 (1955).
HUEPER, W. C.: Panel on epidemiology, including environmental and occupational cancer. Proc. nat. Cancer Conf. 244, 1949.
— Environmental cancer hazards caused by industrial air pollution. Armed Forces Chem. J. **5**, 479 (1952).
— Recent Developments in environmental cancer. Arch. Path. **58**, 645 (1954a).
— Experimental studies in metal cancerogenesis. Tissue reactions in rats and rabbits after parenteral introduction of arsenic, beryllium or asbestos in lanolin. J. nat. Cancer Inst. **15**, 113 (1954b).
HYSLOP, F., E. D. PALMES, W. C. ALFORD, A. R. MONACO, and L. T. FAIRHALL: Toxicity of beryllium. Nat. Inst. Hlth. Bull. **181**, 1 (1943).
JACOBSON, S. A.: Über Knochenschädigungen bei Ratten durch Ersatz des Calciums des Futters durch Beryllium. Arch. Path. **15**, 18 (1933).
JACOBSON, W., and M. WEBSS: The two types of nucleoproteine during mitosis. Exp. Cell Res. **3**, 163 (1952).
JAHNEL, F.: Chemotherapeutische Prüfung einer Reihe von chemischen Elementen bei experimenteller Syphillis, die bei dieser Infektion noch nicht versucht worden sind. Z. Immun.-Forsch. **93**, 184 (1938).
JANES, J. M., G. M. HIGGINS, and J. F. HERRICK: Beryllium-induced osteogenic sarcoma. J. Bone Jt. Surg. **36** b, 543 (1954).
JAVILLIER, M.: Versuche, das Mg und Zn bei der Kultur des Sterigmatocystis nigra V. Tgh (Aspergillus niger) durch Beryllium zu ersetzen. Compt. Rend. Acad. Sci. **156**, 406 (1912).
—, and H. TSCHERNORUTZKI: Vergleichsweiser Einfluß des Zn, Cd und Be auf das Wachstum einiger Hyphomyceten. Compt. Rend. Acad. Sci. **157**, 1173 (1913).
— Untersuchungen über den Ersatz des Zn durch verschiedene chemische Elemente bei der Kultur des Aspergillus niger. Bull. Sciences Pharmacol. **20**, 321 (1913a).
— Untersuchungen über den Ersatz des Zn durch verschiedene chemische Elemente bei der Kultur des Aspergillus niger. Bull. Soc. chim. Fr. **13**, 705 (1913b).
JONES, J. H.: Further observations on the possible interrelationship between the physiological actions of the parathyroid glands and Vitamin D. J. biol. Chem. **111**, 155 (1935).
— The metabolism of calcium and phosphorus as influenced by the addition to the diet of salts of metals which form insoluble phosphates. Amer. J. Physiol. **124**, 230 (1938).
KAUFMANN, A. R.: Uses of beryllium and its compounds. Arch. Ind. Health **19**, 91 (1959).
KAY, H. D., and D. J. SKILL: Beryllium rickets. II. The prevention and cure of beryllium rickets. Biochem. J. **28**, 1222 (1934).
KAYLOR, C. T., and C. D. VAN CLEAVE: Radiographische Sichtbarmachung der Ablagerung von Radioberyllium bei der Ratte. Anatom. Res. **117**, 467 (1953).
KELLY, P. J., J. M. JANES, and L. F. A. PETERSON: The effect of beryllium on bone. J. Bone Jt Surg. **43** A, 829 (1961).
KING, M. E.: Toxicology of aurintricarbolic acid and its antidotal effectiveness against beryllium. NASA Doc. N. 62—10124 (1961).
KLEMPERER, F. W., J. M. MILLER, and C. J. HILL: The inhibition of alkaline phosphatase by beryllium. J. biol. Chem. **180**, 281 (1949).
— Interaction of beryllium with enzyms. Science **112**, 423 (1950a).
— The effect of beryllium of certain enzyms. J. biol. Chem. **187**, 189 (1950b).
—, A. P. MARTIN, and J. VAN RIEPER: Beryllium excretion in humans. Arch. Ind. Hyg. Occ. Med. **4**, 251 (1951).
— —, and R. E. LIDDY: Das Schicksal von Beryllium-Verbindungen in der Ratte. Arch. Biochem. Biophys. **41**, 148 (1952).

KOULUMIES, E.: The action of the metal chlorides of the second group of the periodic systeme on various microorganisms. Acta Pathol. Microbiol. Scand. Suppl. **64**, 1 (1946).

KOWALEWA, N.W., and M.J. CHKOLNIK: Effects of Magnesium, potassium, iron and beryllium on growth and biochemical process in flax and barley in boron deficiecy. Ber. Akad. Wiss. USSR **96**, 837 (1954).

LA BELLE, C.W.: Preliminary studies on the toxicity of beryllium: The effects of intratracheal injection ob beryllium in animals. Saranac Symposium 1947.

—, and H. BRIEGER: Synergistic effects of aerosols. II. Effects on rate of clearance from the lung. Saranac Symposium 1958.

LAWFORD, D.J.: An abnormal serum proteine in experimental poisoning by cadmium and other metals. Nature **187**, 946 (1960).

LEBEDEVA, G.D.: Effect of beryllium chloride on aquatic organism. Zool. Zh. **39**, 1779 (1960).

LEHR, F.: Über den Einfluß des Berylliums auf die Fermentbildung Biochem. Z. **168**, 166 (1926).

LEVY, B.M., and G.M. HIGGINS: Experimental beryllosis. I. The effect of a single intradermal injection of beryllium nitrate into guinea pigs. J. invest. Derm. **37**, 175 (1961).

LINDENBAUM, A., M. WHITE, and J. SCHUBERT: Effect of auritricarboxylic acid on beryllium inhibition of alkaline phosphatase. J. biol. Chem. **196**, 273 (1952).

—, M.R. WHITE, and J. SCHUBERT: Studies on the mechanism of protection by aurintricarboxylic acid in beryllium poisoning. III. Correlation of molecular structure with reversal of biologic effects of beryllium. Arch. Biochem. Biophys. **52**, 110 (1954).

—, J. SCHUBERT, and M.R. WHITE: Studies on the mechanism of protection by aurintricarboxylic acid in beryllium poisoning. V. Long term distribution studies with C^{14} labeled ATA. Arch. Biochem. Biophys. **52**, 143 (1954).

—, and H. LISCO: Autoradiographic study of localization of aurintricarboxylic acid in experimental beryllium poisoning. Proc. Soc. Exptl. Biol. Med. **92**, 354 (1956).

LISCO, H., and M.R. WHITE: The modification of beryllium induced tissue damage in mice by therapy with aurintricarboxylic acid. Brit. J. exp. Path. **36**, 27 (1955).

LIU, Y.-T.: Effect of beryllium and other bivalent cations on muscle phosphoglucomutase activity. Vop. med. Khim. **7**, 605 (1961).

— Wirkung von Beryllium und anderen bivalenten Kationen auf einige intramediäre Glykolysereaktionen. Vop. med. Khim. **8**, 592 (1962a).

— Der oxidative Umsatz im Lungen- und Lebergewebe bei experimenteller Berylliose. Vop. med. Khim. **8**, 518 (1962b).

— Wirkung von Beryllium auf die Gewebsatmung. Gig. Tr. prof. Zabol. **6**, 41 (1962c).

LOHMANN, K., u. A.J. KOSSEL: Über die Einwirkung des Zinks und anderer Metalle auf die Carboxylase. Naturwissenschaften **27**, 595 (1939).

LORENZ, P.: Über die Resorption, Verteilung und Ausscheidung von Beryllium bei Warmblütern. Inaug. Diss. Würzburg 1936.

LUNDE, N.: Metallsalztherapie bei Lungentuberkulose. Stimulativ roborierende Behandlung in Übereinstimmung mit den von E. WALBUM dargelegten, biologisch experimentell festgestellten Prinzipien. Seuchenbekämpfung **5**, 24 (1926).

— Metallsalztherapie bei Lungentuberkulose. Tubercle **8**, 103 (1926).

MACKIE, T.J.: Nichtspezifische Anregung eines natürlich vorkommenden Antikörpers. J. Hyg. **24**, 176 (1925).

MC GEACHIN, R.L., W.M. PAVORD, and W.C. PAVORD: Inhibition of various mammalian amylases by beryllium and aluminium. Biochem. Pharmacol. **11**, 493 (1962).

MAEHDER, K.: Die Berylliumintoxikation und ihre Beeinflussung durch perkutane Salicylgabe. Med. Mschr. **9**, 249 (1955).

MALMSTRÖM, B.G.: Metal-ion specificity in the activation of enolase. Arch. Biochem. Biophys. **58**, 381 (1955).

MANIL, P., et Z. STRASZEWSKA: Action du sulfat der beryllium sur la levure (Saccharomyces cerevisiae). Compt. Rend. Soc. Biol. **147**, 525 (1953).

MASOERO, A.: Hämatologische Veränderungen durch Berylliumoxid. Rass. Med. Ind. **21**, 155 (1952).

—, and A. LAVARINO: Anatomic histologic alternations due to experimental poisoning with beryllium. Rass. Med. Ind. **24**, 368 (1955).

MATHEWS, M.B., F.E. MOSES, W. HART, and A. DORFMAN: Effect of metals on the hyaluronidase inhibitor of human serum. Arch. Biochem. Biophys. **35**, 93 (1952).

MAYNARD, E.A., W.L. DOWNS, and J.K. SCOTT: Bone and tooth lesions in the rat resulting from ingestion and intraperitoneal administration of beryllium compounds. Fed. Proc. **9**, 338 (1950).

MAZE, P., and P.J. MAZE: Mineral nutrition of higher plants. Compt. Rend. Soc. Biol. **132**, 375 (1939).

MC CORD, C.P.: Beryllium als ein sensibilisierendes Agens. Ind. Med. Surg. **20**, 336 (1951).

Mc Elroy, W.D., J. Coulombre, and R. Hays: Properties of firefly pyrophosphatase. Arch. Biochem. Biophys. **32**, 207 (1951).

Melnikov, V.V.: Über die Toxikologie von Berylliumacetat. Farmakol. i Toksikol. (Moskau) **22**, 262 (1959).

—, A.E. Ivanov, and V.M. Ezhova: Toxizität von Berylliumoxid. Gig. i Sanit. **27**, 30 (1962).

Mezey, K.: Giftwirkungen am isolierten Herzkammerstreifen des Frosches. III. Wirkungen von Metallsalzen. Arch. exper. Path. Pharmakol. **185**, 153 (1937).

Mogilevskaya, O.Y.: Wirkung des Organismus von Industriestäuben verschiedener Zusammensetzung mit seltenen und häufigen Metallen und ihren Verbindungen: Industrielle Erzkonzentratstäube. Toksikol. Redkikh Metal. 209 (1963a).

— Wirkung des Organismus von Industriestäuben verschiedener Zusammensetzung mit seltenen und häufigen Metallen und ihren Verbindungen: Staub einer Beryllium-Eisen-Legierung. Toksikol. Redkikh Metal. 331 (1963b).

Monoyer, J.F., and M. Chevremont: Der Einfluß von Beryllium auf die mitotische Aktivität und auf die Knochenbildung in vivo beim Hühnerembryo. Compt. Rend. Soc. Biol. **137**, 906 (1963).

Moore, J.H., and C. Tyler: Studies on the intestinal absorption and excretion of calcium aud phosphorus in the pig. III. The effect of beryllium carbonate on the absorption of phosphorus. Brit. J. Nutr. **9**, 378 (1955).

Morimoto, F.: The toxicity of beryllium compounds. Fukuoka Acta med. **50**, 4398 (1959).

Morton, R.K.: Some properties of alkaline phosphatase of cows milk and calf intestinal mucosa. Biochem. J. **60**, 573 (1955).

Mraz, F.R.: Intestinal absorption of calcium–45 and strontium–85 as affected by the alkaline earths and pH. Proc. Soc. Exptl. Biol. Med. **110**, 273 (1962).

Mücke, D.: Wachstumsbeeinflussung von Phykomyces blakesleeanus Burgeff durch die Elemente der 1. und 2. Gruppe des periodischen Systems. Flora (Jena) **141**, 30 (1954).

Mudge, G.H.: Electrolyte and water metabolism of rabbit kidney slices: Effect of metabolic inhibitors. Amer. J. Physiol. **167**, 206 (1951).

Müller, P.: Beitrag zur experimentellen Berylliose. Schweiz. Z. allg. Path. **15**, 355 (1952).

Mutsaars, W.: Role of phosphorus in the development of the resistance of bacteriophage to ultraviolet radiation. Ann. Inst. Pasteur **85**, 1 (1953).

Nagata, M.: Spectrochemical analysis of minute quantities of metals in plant materials. J. Chem. Soc. Japan, Pure Chem. Sect. **72**, 344 (1951).

— Spectrographic analysis of minor elements in tea leaves. J. Chem. Soc. Japan, Pure Chem. Sect. **74**, 534 (1953).

— Minor inorganic elements in Plants. Sci. Pept. Asaka Univ. **3**, 53 (1954).

Nagera, V.: The results of the use of metallic slats „ad medium Walbum" in psychiatry. Clin. y Lab. Zorcgoza Juli 1929.

Naidoo, D., and O.E. Pratt: Identification of some phosphatases situated in similar histological sites in brain tissue. Enzymologia **16**, 91 (1953).

Nash, P.: Experimental production of malignant tumors by beryllium. Lancet **258**, 519 (1950).

Needham, A.H.: Einfluß der Berylliumsalze auf die Zellregeneration. Proc. Zool. Soc. Am. **111**, 59 (1941).

Ninane, G., et R. Pepinster: Recherches histologiques et histochimique sur l'action du beryllium in vivo. Compt. rend. Biol. **145**, 1269 (1951).

Nishimura, M.: Bacterial photophosphorylation. V. Stoichiometry and kinetics of photophosphorylation and adenosin-5'-triphosphatase and effects of bivalent metal ions. Biochim. biophys. Acta **64**, 345 (1962).

Northern, H.T., and R.T. Northern: Die Wirkung von Kationen und Anionen auf die Protoplasmaelastizität. Plant Physiol. **14**, 539 (1939).

Ono, S., and K. Hiromi: Über die nicht kompetive Hemmung von Bakterien-a-Amylase durch Calcium und andere Materialien. Proc. Japan Acad. **30**, 467 (1954a).

— — Noncompetitive inhibition ob bacterial a-amylasis by calcium ions and other metallic ions. Symp. Enzyme Chem. (Japan) **10**, 21 (1954b).

Osteux, R.: Experimental tumors induced by beryllium. Cancérologie **1**, 128 (1953).

Paget, G.E.: The effect of beryllium sulfate on chloroform induced hepatic necrosis in mice. Toxicol. appl. Pharmacol. **3**, 595 (1961).

Perkins, D.J.: A study of the effect of amino acid structure on the stabilities of the complexes formed with metals of group II of the periodic classification. Biochem. J. **55**, 649 (1953).

Pham-Huu-Chanh: The toxicity of beryllium sulphate on the isolated lung of the guinea pig. Med. exp. **11**, 202 (1964).

Pirschle, K.: Vergleichende Untersuchungen über die physiologischen Wirkungen der Elemente nach Wachstumsversuchen mit Aspergillus niger (Stimulation und Toxizität) Planta **23**, 177 (1934).

POLICARD, A.: Etude expérimentale sur l'action pulmonaire de poussières renferment des composés de glucinium (beryllium). Bull. Acad. nat. Méd. **132**, 449 (1948a).
— Experimental research on the action of dust of beryllium compounds on the lung. Proc. 9th Intern. Congr. Ind. Med., London 1948, p. 796 (1949a).
— Experimental pulmonary berylliosis in rats. Pathogenic mechanism. J. franc. Méd. Chir. thor. **3**, 501 (1949b).
— Contribution à l'etude de l'action des composés du beryllium sur la poumon. La pneumopathie beryllique expérimentale. Bull. Acad. nat. Méd. **133**, 581 (1949c).
—, et A. FULLERINGER: Sur les localisations histochimiques de la phosphatase alcaline au niveau du poumon du rat. Compt. Rend. Acad. Sci. **228**, 285 (1949a).
— — Etude histochimique de la phosphatase alcaline du poumon au cours des pneumopathies berylliques expérimentales. Compt. Rend. Soc. Biol. **143**, 1411 (1949b).
— Importance des élements fluorée dans la pathogénie des pneumopathies par poussières de composés bérylliques. Bull. Acad. nat. Méd. **134**, 289 (1950a).
— Etude du mécanisme de l'action des poussières de glucine sur le poumon des mammifères. Compt. Rend. Acad. Sci. **230**, 899 (1950b).
— Histological studies of effects of beryllium oxide (glucine) on animal tissues. Brit. J. Ind. Med. **7**, 117 (1950c).
RAMASWAMY, A.S., and R. RAMA RAO: Beryllium inhalation in animals. Proc. Indian Acad. Sci., Sect. B. **37**, 158 (1953).
RAVEN, C.P., and N. SPROUK: Action of Beryllium on the development of Limnaea stagnalis. Koninkl. Ned. Akad. Wetenschap. Proc. **55** c, 541 (1946).
REEVES, A.L., and A.J. VORWALD: The humeral transport of beryllium. J. occup. Med. **3**, 567 (1961).
RICHTER, U.: Beiträge zur Pharmakologie des Berylliums. Inaug. Diss. Würzburg 1930.
ROCHE, J., N. VAN THOAI, et J. LOEWY: Sur l'action du beryllium sur la phosphatase alcaline. Compt. Rend. Soc. Biol. **144**, 638 (1951).
ROMNEY, E.M., J.D. CHILDREN, and G.V. ALEXANDER: Beryllium and the growth of bush beans. Science **135**, 786 (1962).
ROOT, R., C.J. SPIEGL, and H.E. STOKINGER: Interim report on two year experimental inhalation studies of BeSO$_4$ at a level of 4 mg Be/m^3. Univ. Rochester Atomic Energy Proj. Contract W 7401-eng-49 UR-205, S. 3, 14. 3. 1952).
RÜTTNER, J.R., u. K.M. ISLER: Die Absorption von Serumeiweißkörpern an Quarz und andere Mineralien. Beitrag zur Pathogenese der Silikose. Schweiz. med. Wschr. **86**, 63 (1956).
SAMPEY, J.R.: In vivo-Untersuchungen mit carcinogenen Stoffen. Sth. med. J. **45**, 648 (1952).
SCHEPERS, G.W., T.M. DURKAN, A.B. DELAHAUT, and F.T. CREEDON: The biological action of inhaled beryllium sulfate. A preliminary chronic toxicity study on rats. Arch. Ind. Health **15**, 32 (1957).
SCHEPERS, G.W.H.: Neoplasia experimentally induced by beryllium compounds. Tumor Research **2**, 203 (1961).
— Chronic berylliosis. Int. Arch. Gewerbepath. Gewerbehyg. **19**, 1 (1962).
— Biological action of beryllium. Reaction of the monkey to inhaled aerosols. Industr. Med. Surg. **33**, 1 (1964).
SCHEUING, M.R., and M. SINGER: The effects of microquantities of beryllium ion on the regenerating forehimb of the adult triturus. J. Exp. Zool. **136**, 301 (1957).
SCHORMÜLLER, J.: Über die Adsorption von kristallisiertem Trypsin an verschiedene Adsorbentien. Z. Lebensmitt.-Untersuch. **103**, 576 (1948).
—, u. E. LAHMANN: Beiträge zur Biochemie der Käsereifung. XVI. Die Phosphatasensysteme des Sauermilchkäses und ihre Entwicklung während der Reifung. Z. Lebensmitt.-Untersuch. **103**, 211 (1956).
SCHUBERT, J., and M.R. WHITE: Effect of citrate salts and other chemical factors on the distribution and excretion of beryllium. J. Lab. clin. Med. **35**, 854 (1950).
—, M.R. WHITE, and A. LINDENBAUM: Studies on the mechanism of protection by aurintricarboxylic acid in beryllium poisoning. J. biol. Chem. **196**, 279 (1952).
—, and A. LINDENBAUM: Studies on the mechanism of protection by aurintricarboxylic acid in beryllium poisoning. II. Equilibria involving alkaline phosphatase. J. biol. Chem. **208**, 359 (1954).
—, and M. WHITE ROSENTHAL: Chemical approaches to the treatment of beryllium poisoning. Arch. Ind. Health **19**, 169 (1959).
SCOTT, J.K.: Pathologic anatomy of acute experimental beryllium poisoning. Arch. Path. **45**, 354 (1948).
—, W.F. NEUMAN, and R. ALLEN: The effect of added carrier on the distribution and excretion of suluble beryllium[7]. J. biol. Chem. **182**, 291 (1950).
SCOTT, J.: The experimental production of tolerance and osteosclerosis by repeated intravenous injection of beryllium sulfate. US-AEC Report UR-125 (1950).

Siem, P.: Über die Wirkung von Beryllium und Aluminium bei Tieren. Inaug. Diss. Dorpat 1886.

Sissons, H.A.: Bone sarcomas produced experimentally in the rabbit using compounds of beryllium. Acta Un. int. Cancr. **7**, 171 (1950).

Slingerland D.W.: Der Einfluß verschiedener Faktoren auf die Jodaufnahme durch die Schilddrüse J. clin. Endocr. **15**, 131 (1953).

Sobel, A.E., A.R. Goldfarb, and B. Cramer: Studies on incurable rickets. II. Role of the local factor and of vitosterol in the pathogenesis of rickets due to beryllium. J. biol. Chem. **108**, 395 (1935).

—, and A. Hanok: Calcification. VII. Reversible inactivation of calcification in vitro and related studies. J. biol. Chem. **197**, 669 (1952).

— Mechanism of calcification. Congr. Intern. Biochim., Résumés sommuns., 2 Congr., Paris 1952, S. 341.

Sols, A., and W. Dierssen: Beryllium and intestinal adsorption. Rev. esp. Fisiol. **7**, 179 (1951).

—, and K. Crane: The inhibition of brain hexokinase by adenosin diphosphate and sulfhydryl reagents. J. biol. Chem. **206**, 926 (1954).

Spiegl, C.J., L.J. La France, and B.J. Ashworth: Selected blood and urine changes in experimental beryllium poisoning. Univ. Rochester UR-225 Atomic Energy Project Contract W 7401-eng-49 31. 10. 1952.

— — — Blood and urine changes in experimentalberyllium poisoning. Arch. Ind. Hyg. Occ. Med. **7**, 319 (1953).

Stegner, K.: Über die Geschmacksempfindung von anorganischen Beryllium-, Cadmium und Manganverbindungen. Inaug. Diss., Jena (1937).

Steidle, H.: Experimentelle Beiträge zur Pharmakologie des Berylliums. Arch. exper. Path. Pharmakol. **187**, 533 (1937).

Stickland, L. H.: The activation of phosphoglucomutase by metal ions. Biochem. J. **44**, 190 (1949).

Stokinger, H. E., N.J. Ashenburg, J. de Vadder, J.K. Scott, and F.A. Smith: The Enhancing effect of the inhibition of hydrogen fluoried vapour on beryllium sulfate poisoning in animals. Atomic Energy comm. unclassified document 244, April 1949.

—, G.F. Sprague, R.H. Hall, N.J. Ashenburg, J.K. Scott, and L.T. Steadman: Acute inhalation toxicity of beryllium. I. Four definite studies of beryllium sulfate at exposure concentrations of 100, 50, 10 and 1 mg per cubicmeter. Arch. Ind. Hyg. Occ. Med. **1**, 379 (1950).

—, N.J. Ashenburg, J. de Vadder, J.K. Scott, and F.A. Smith: Acute inhalation toxicity of beryllium. II. The enhancing effect of the inhalation of hydrogen fluoride vapour on beryllium sulfate poisoning in animals. Arch. Ind. Hyg. Occ. Med. **1**, 398 (1950).

—, L.T. Steadman, and R.E. Root: Retention of Beryllium in animal tissue following inhalation of its salts. Atomic Energy comm., unclassified document 851, 25. 4. 1950.

—, C.A. Stroud, and R.E. Root: Anemia in acute experimental beryllium poisoning. J. Lab. clin. Med. **38**, 173 (1951).

— Der Einfluß der Dosis auf die Verteilung im Körper. Nucleonics **11**, 24 (1953).

—, K.J. Altman, and K. Salomon: The effect of various pathological conditions on in vivo haemoglobin synthesis. I. Hemoglobin synthesis in beryllium induced anemia as studied with ^{14}C-acetate. Biochim. biophys. Acta **12**, 439 (1953).

—, C.J. Spiegl, R.E. Root, R.H. Hall, L. Steadman, S.A. Scott, F.A. Smith, and D.E. Gardener: Acute inhalation toxicity of beryllium. IV. Beryllium fluoride at exposure concentrations of one and ten milligrams per cubic meter. Arch. Ind. Hyg. Occ. Med. **8**, 493 (1953).

Stoner, H.B.: The mechanism of toxic hepatic necrosis. Brit. J. exp. Path. **37**, 176 (1956).

Sutton, W.R.: Some changes produced in growth, reproduction, blood and urine of rats by salts of zinc with certain observations on the effects of cadmium and beryllium salts. Iowa State Coll. J. Sci. **14**, 89 (1939).

—, and V.E. Nelson: Blood sugar changes in the rat produced by salts of beryllium, magnesium and zinc with some observations on haemoglobin and red blood corpuscles. Proc. Iowa Acad. Sci. **45**, 115 (1938).

Taylor, A., and N. Carmichael: The effect of metallic chlorides on the growth of tumor and nontumor tissue. Texas, Univ. Publ. No. 5314 (1947).

Thornton, C.S.: Beryllium inhibition of regeneration I. J. Morphol. **84**, 459 (1949).

— Beryllium inhibition of regeneration II. Localization of the beryllium effect in amputated limbs of larve of Amblystoma. J. Exp. Zool. **114**, 305 (1950).

Tuchmann-Duplessis, H., F. Posiere, et C. Delgatte: Le régénération du triton intact et traitè par le nitrate de beryllium. Compt. Rend. Soc. Biol. **147**, 1247 (1953).

—, H., C. Delgatte, et F. Delgatte: Action des différentes concentrations de beryllium sur la vitesse de régénération du triton. Compt. Rend. Soc. Biol. **149**, 708 (1955).

ULLOA, R.V.: Die pharmakologische Wirkung metallischer Verbindungen auf die Hämato-poesis. Kitasato Arch. exp. Med. **13**, 70 (1936).
UNDERWOOD jr., A.L.: Studies on the renal excretion of beryllium. Atomic Energy Project, Univ. Rochester, 4. 6. 1951.
—, W.P. NEUMAN, and G.L. ROUSER: Proc. Soc. exp. Biol. (N.Y.) **79**, 97 (1952).
VARMA, T.N.R., and S.K. SRINIVASAN: Enzymsysteme in Aspergillus. I. Phosphomonostea-rasen und anorganische Pyrophosphatasen. Enzymologia **17**, 116 (1954).
VEERKAMP, T.A., and G. SMITS: Mode of action of beryllium on alkaline phosphatase Nature **172**, 589 (1953).
VELARDO, J.T.: Effects of growth inhibitors on response of rats uterus to estogen. Proc. Soc. exp. Biol. (N.Y.) **78**, 872 (1951).
VERNE, J., u. C. SAMIE: Untersuchung der toxischen Wirkung der Kationen auf in vitro kul-tivierte Fibroblasten. Compt. Rend. Acad. Sci. **196**, 1246 (1933).
— Cellular sensivity to drug action in short term tissue cultures. In vitro correlation with sensivity in vivo. Ann. N.Y. Acad. Sci. **58**, 1195 (1954).
VINIGRADOVA, Z.A., and V.V. KOVALJISKII: Element composition of the Black Sea plancton. Dokl. Akad. Nauk SSSR Otel. Biokh. **147**, 1458 (1962).
VLASYUK, P.A., and G.V. PORUTSKII: Pecularitis of nucleic metabolism and change in viabi-lity in plants. Biol. Nukleinovogo Obemena u Rast., Akad. Nauk SSSR **97**, (1958).
VOLODKO, L.V., and C.V. PRISTUPA: Determination of trace element, contents human blood by emission spektral analysis. Vestri Akad. Navuk Belarusk SSR **107** (1962).
VORWALD, A.J., and A.L. REEVES: Pathologic changes induced by beryllium compounds. Arch. Ind. Health **19**, 190 (1959a).
— — Inhaled atmospheric pollutants in the genesis of lung cancer; an experimental study of biochemical changes induced by beryllium. Acta Un. Int. Cancr. **15**, 715 (1959b).
WALBUM, L.E.: Metallsalztherapie. Dtsch. med. Wschr. **51**, 1188 (1925).
— Metallsalztherapie. Z. Immun.-Forschg. **47**, 213 (1926).
WEBER, H.H., u. W.E. ENGELHARD: Über eine Apperatur zur Erzeugung niedriger Staub-konzentrationen von großer Konstanz und eine Methode zur mikrogravimetrischen Staub-bestimmung. Anwendung bei der Untersuchung von Stäuben aus der Berylliumgewinnung. Z. Gew.-Hyg. **10**, 41 (1933).
WEIMER, H.E., and J.R. MOSLIN: Serum glyceroprotein concentrations in experimental tuberkulosis of guinea pigs. Amer. Rev. Tuberc. **68**, 594 (1953).
WENTZ, F.M.: Alternations in the dental tissue of the rat incisor following beryllium carbonate feeding. Dissertation Abstr. **14**, 2176 (1954).
—, J. SCHOUR, and J.P. WEINMANN: The effect of vitamine D on the beryllium rickets ot the rat incisor. Oral Surg. **11**, 1284 (1958).
WHITE, M.R., A.J. FINKEL, and J. SCHUBERT: Protection against experimental beryllium poisoning by aurintricarboxylic acid. J. Pharmacol. exp. Ther. **102**, 88 (1951).
— — — Effect of adrenocorticotrophic hormone on tissue distribution and acute toxicity of beryllium. Proc. Soc. exp. Biol. (N.Y.) **80**, 603 (1952).
—, and J. SCHUBERT: Competitve effects of related compounds on survival of beryllium poisoned animals and on distribution of beryllium. Arch. Biochem. Biophys. **52**, 133 (1954).
WILSON, L.G., and R.S. BANDURSKI: An encymic reaction involving adenosinetriphosphate and selenate. Arch. Biochem. Biophys. **62**, 503 (1956).
WOLTER, S.V.: Toxicology of Beryllium. Farmakol. i Toksikol (USSR) **3**, 82 (1940).
WUNDERLICH, F.: Physiologische Eigenschaften des Berylliums. Inaug. Diss., Rostock 1934.
YAMAMOTO, T., and J. FUKIMOTO: Enzymic activity of a-amylase and calcium. Bull. Agr. Chem. Soc. Japan **23**, 68 (1959).
— — Enzymic activity of a-amylase and metallic ions. Bull. Agr. Chem. Soc. Japan **24**, 16 (1960a).
— — Role of calcium on enzymic activity and stability of a-amylase. Koso Kagaku Shim-poziumu **14**, 315 (1960b).
YOSHIDA, A., u. A. YAMATAKA: Über das Metaphosphat der Hefe 1. J. Biochem. (Tokyo) **40**, 85 (1953).
YÜ, T.F., and A.B. GUTMAN: Effect of beryllium on in vitro calcification of cartilage. Proc. Soc. exp. Biol. (N.Y.) **75**, 481 (1950).
ZIEGLER, K., u. M. DÖRFLE: Bakterienschutz gegen Metallsalze durch Gewöhnung. Z. ges. exp. Med. **72**, 178 (1930).

B. Erkrankungen beim Menschen

AGATE, J.N.: Delayed pneumonitis in a beryllium worker. Report of a case. Lancet **255**, 530 (1948).
ALBAHARY, M.C.: La bérylliose, maladie professionelle. Arch. Mal. prof. **11**, 203 (1950).

Aub, J.C., and R.S. Grier: Acute pneumonitis in workers exposed to beryllium oxide and beryllium metal. J. industr. Hyg. **31**, 123 (1949).

Baader, E.W.: Die gewerbemedizinisch wichtigsten Gifte bei der Gewinnung der Atomenergie. Verh. dtsch. Ges. inn. Med. **56**, **164** (1951).

Ball, W.L., W.C. Cooper, H.E. Stokinger, K.H. Jacobson, H.B. Elkins, A.L. Coleman, and W.H. Reinhart: Threshold limit values 1959. Arch. Ind. Health **20**, 266 (1959).

Bass, N.W.: Bibliography on beryllium health problems. Am. Ceram. Soc. Bull. **30**, 79 (1951).

Beek, C. van, u. A.J. Harex: Ein Fall von chronischer Berylliosis. Ned. Tydschr. Geneesk. **98**, 565 (1954).

Beermann, H.: Einige Betrachtungen über die Berylliose. Amer. J. med. Sci. **221**, 462 (1951).

Berkowitz, M., u. B. Israel: Lungenveränderungen bei der Intoxikation mit Fluorberyllium. Klin. Med. (Mosk.) **18**, 117 (1940).

Boccia, D.: Die Pathologie des Berylliums. Pren. méd. argent. **38**, 429 (1951).

Bohnekamp, H.: Espéce particulière de bronchite considerée comme pre-cancer. Acta Un. int. Cancr. **12**, 326 (1950).

Bolgert, S., et F. Busser: Curieuse histoire d'une lésion cutanée provoquée par le béryllium (préséntation de coupes) Bull. Soc. franç. Derm. Syph. **2**, 167 (1956).

Bonsanqunet, C.H., and J.L. Pearson: Beryllium in work. Trans. Faraday Soc. (1936).

Borbely, F.: Toxicity of broken fluorescent lambs. Bull. Assoc. Suisse Electriciens. **40**, 1039 (1949).

— Berylliose. Schweiz. med. Wschr. **80**, 323 (1950).

Brandis von, H.J.: Über Schnittverletzungen durch Leuchtstoffröhren. Ein Beitrag zum Berylliumschaden. Mschr. Unfallheilk. **55**, 230 (1952).

Breslin, A.J.: The control of beryllium oxide in the ceramic industry. Am. Ceram. Soc. Bull. **30**, 395 (1951).

—, and W.B. Harris: Health protection in beryllium facilities. Arch. Ind. Health **19**, 596 (1959).

Brooks, R.O.R.: Beryllium in reactors — a health problem. Nucl. Power **5**, 94 (1960).

Bruce, R.A., F.W. Lovejoy jr., G.B. Brothers, u. T. Valesquez: Observations on the cases of dyspnea in chronic pulmonary granulomatosis in beryllium workers. Am. Rev. Tuberc. **59**, 364 (1949).

— —, P.N.G. Yu, R. Pearson, and M. Mc Dowell: Further observations on pathological physiology of chronic pulmonary granulomatosis associated with beryllium workers. Amer. Rev. Tuberc. **67**, 29 (1950).

Campbell, R.O.: A study of beryllium exposures at a high explosive assembly test facility. Amer. industr. Hyg. Ass. J. **22**, 385 (1961).

Carriere, G., P. Fraisse, L. Richard, et L. Roche: Pneumopathies professionelles dues à l'inhalation de béryllium. Arch. Mal. prof. **9**, 304 (1948).

Cass jr., J.W.: Spontaneous remission of chronic beryllium poisoning from fluorescent lamb manufactoring. Report of a case. Arch. Ind. Hyg. Occ. Med. **3**, 569 (1951).

Catoggio, J.A.: Toxicity of beryllium and its compounds. Anales Direc. Nacl. Quim. (Buenos Aires) **5**, 115 (1952).

Chamberlin, G.W., W.P. Jennings, and J. Lieben: Chronic pulmonary disease associated with beryllium dust. Penn. med. J. **60**, 497 (1957).

— Radiological diagnosis of chronic beryllium disease. Arch. Ind. Health **19**, 126 (1959).

Chesner, C.: Chronic pulmonary granilomatosis in residents of a community near a beryllium plant: Three autopsied cases. Ann. Internat. Med. **32**, 1028 (1950).

Civatte, J.: Cutaneous silicotic beryllium granulomas. Sem. Hôp. Paris **31**, 3757 (1955).

Close, H.P.: Lung biopsy for the diagnosis of disseminated pulmonary disease. Amer. J. Surg. **89**, 166 (1955).

Coakley, W.A., R.N. Shapiro, and G.W. Robertson: Granuloma of skin at site to injury by fluorescent bulb. J. Amer. med. Ass. **139**, 1147 (1949).

Coppa, S.: The pathological effects of several new substances used in modern industry. Folia med. **31**, 468 (1948).

Cordero, A.A., and E.B. Molino: Granuloma cutaneo durch Beryllium. Pren. méd. argent. **40**, 468 (1953).

Curtis, A.C., and R.H. Grekin: Berylliumganulomatosis. Med. Clin. N. Amer. **33**, 31 (1949).

Curtis, G.H.: Cutaneous hypersinsitivity due to beryllium. Study of 13 cases. A.M.A. Arch. Dermatol. **64**, 470 (1951).

— The diagnosis of beryllium disease, with special reference to the patch test. Arch. Ind. Health **19**, 150 (1959).

Davies, C., and O.F. Grimes: Skin granuloma due to beryllium contamination. Calif. Med. **74**, 203 (1951).

Davies jr., O.G.: Chronisches Granulom als Folge einer Wundverunreinigung durch Berylliumsilikat. U.S. Armed Forces Med. J. **3**, 221 (1952).

DARIBURG, M.: Comperativ toxicity during préperation and use. Paris méd. **40**, 591 (1950a).
— Beryllium in der Fluoreszenz. Elektricien **78**, 63 (1950).
DICKSON, D.B., u. O. PAGANINI: Gesundheitsschäden bei der Herstellung von Neonleuchtzeichen. Amer. industr. Hyg. Ass. Quart. **12**, 25 (1951).
DOANE, C.P.: Wound contaminated by beryllium phosphor. J. Amer. med. Ass. **139**, 1047 (1949).
DOBSON, R.L., and J.C. WEAVER: Beryllium poisoning; Report of a case treated with adenocorticotropic hormone. UCRL-996, 27. 10. 1950.
— — Beryllium granulomato-sis complicated by tuberculosis; report of a case treated with ACTH. Ann. Internat. Med. **38**, 312 (1953).
DREESE, W.C.: Skin injury (beryllium granuloma) by fluorescent bulb. J. Kans. Med. Soc. **53**, 564 (1952).
DUDLEY, H.R.: The pathologic changes of chronic beryllium disease. Arch. Ind. Health **19**, 184 (1959).
DUNN, F.L., and P.T. PRATT: Beryllium poisoning. Its increasing clinical importance and a report of a case of pulmonary granulomatosis due to beryllium. Neb. St. med. J. **34**, 217 (1949).
DUTRA, F.R.: The pneumonitis and granulomatosis peculiar to beryllium workers. Amer. J. Path. **24**, 1137 (1948).
—, J. CHOLAK, and D.M. HUBBARD: The value of beryllium determinations in the diagnosis of berylliosis. Amer. J. clin. Path. **19**, 229 (1949).
— Beryllium granulomas of skin. Arch. Derm. Syph. **60**, 1140 (1949).
— Pulmonary and cutaneous diseases caused by beryllium compounds. Postgrad. Med. J. **11**, 385 (1952).
EISENBUD, M., V.F. BERGHOUT, and L.T. STEADMAN: Environmental studies in plants and laboratories using beryllium: The acute disease. J. industr. Hyg. **30**, 281 (1948).
—, R.C. WANTA, C. DUSTAN, L.T. STEADMAN, W.B. HARRIS and B.S. WOLF: Nonoccupational berylliosis. J. industr. Hyg. **31**, 282 (1949).
EVEN, R., J. LECOEUR, and M. BIDEGARAY: Miliary tuberculosis and chronic pneumopathy due to beryllium. Diagnostic study of a case. Bull. et Mem. Soc. Med. Hôp. Paris **65**, 593 (1949).
— Les pneumopathies chroniques du béryllium. Sem. Hôp. Paris **30**, 1065 (1954).
FABRONI, S.M.: Lungenpathologie von Berylliumstaub. Med. Lavoro **26**, 297 (1935).
FAIRHALL, L.T.: Inorganic industrial hazards. Physiol. Rev. **25**, 182 (1945).
— Toxicology. Amer. Rev. Med. **3**, 265 (1952).
FENN, G.K.: Chronic beryllium poisoning of long duration from fluorescent lamb manufactoring. Report of a case. Arch. Ind. Hyg. Occ. Med. **3**, 571 (1951).
FERRIS, B.G., J.E. AFFELD, H.A. KRIETE, and J.L. WHITTENBERGER: Pulmonary function in patients with pulmonary disease treated with ACTH. Arch. Ind. Hyg. Occ. Med. **3**, 603 (1951).
— Pulmonary function in patients with beryllium intoxication. Arch. Ind. Health **19**, 146 (1959).
FISHER, A.A.: Beryllium granuloma of the ring finger. Arch. Derm. Syph. **67**, 103 (1953).
— Nonsurgical treatment of cutaneous beryllium granuloma. Arch. Derm. Symph. **68**, 214 (1953).
FLECK, E.F.: Die Differentialdiagnose und Behandlung des Berylliumgranuloms der Haut. Derm. Wschr. **129**, 649 (1954).
FLOYD, W.R., and J.O. WILLIAMS: Subcutaneous beryllium granuloma. N. C. med. J. **14**, 204 (1953).
FLYNN, J.E.: Subcutaneous beryllium granulomata of the hand. Ann. Surg. **137**, 265 (1953).
FLYNN, G., and M. RAIFORD: Beryllium and delayed corneal healing, report of a case. Arch. Opthal. (Paris) **51**, 89 (1954).
FRAUT, R.: Die Wirkung von Beryllium und seinen Verbindungen beim Menschen. Ned. Tijdschr. Geneesk. **94**, 1474 (1950).
FREIMAN, D.G.: Pathologic changes of beryllium disease. Arch. Ind. Health **19**, 188 (1959).
FRIBERG, L.: Berylliumvergiftung. Svenska Läk.-Tidn. 769 (1949).
GAENSLER, E.A., J.M. VERSTRAETEN, W.B. WEIL, D.W. CUGELL, A. MARKS, J.B. CADIGAN, R.H. JONES, and M.F. ELICOTT: Respiratory pathophysiology in chronic beryllium disease. Arch. Ind. Health **19**, 132 (1959).
GÄRTNER, H.: Über Berylliumschäden der Lunge und über Grundlinien ihrer Begutachtung. Münch. med. Wschr. **92**, 969 (1950).
GARDNER, L.U.: Generalized pulmonary granulomatosis occuring in workers believed to be exposed to beryllium or its compounds. Trans. Ind. Hyg. Found. Am. **11**, 89 (1946).
— Generalized pulmonary granulomatosis occuring among workers believed to be exposed to beryllium or its compounds. 11th Ann. Meeting Trans. Ind. Hyg. Found. Am.
GARY, J.E., and R. SCHATZKI: Radiological abnormalities in chronic pulmonary disease due to beryllium. Arch. Ind. Health **19**, 117 (1959).

GELMAN, J.: Vergiftungen durch Berylliumoxifluoriddampf durch Druckluft. J. industr. Hyg. 18, 371 (1936).
GELMAN, J.G.: Beryllium (Glucinium). Occupation and Health Supplement, Int. Labor Office, Genf (1938).
GERRIE, J., F. KENNEDY, and S.L. RICHARDSON: Beryllium granulomatosis. Canad. med. Ass. J. 62, 544 (1950).
GINABAT, R.: L'intoxication par le glucinium. Arch. Mal. prof. 9, 181 (1949).
GIUBILEO, M., u. R. RICCIARDI-POLLINI: Lungenerkrankungen durch chemische Stoffe. Rass. Med. Ind. 23, 197 (1954).
GOLDWATERL, J.: La bérylliose chronique. Arch. Mal. prof. 12, 35 (1951).
GRIER, R.S., P-N. NASH, and D.G. FREIMAN: Skin lesions in persons exposed to beryllium compounds. J. industr. Hyg. 30, 228 (1948).
GRIGGS, W.B.: Beryllium: Toxicity, homeopathic proving and clinical confirmation. Hahnemannian 91, 103 (1956).
HALL, T.C., C.H. HOOD, J.D. SLÖCKLE, and L.B. TEPPER: Case data from the beryllium registry. Arch. Ind. Health 19, 100 (1959).
HAMILTON, A.: Fourty years in the poisoning trades. Amer. industr. Hyg. Ass. Quart. 9, 5 (1948).
HARDY, H.L., and I.R. TABERSHAW: Delayed chemical pneumonits occuring in workers exposed to beryllium compounds. J. industr. Hyg. 28, 197 (1946).
— New chemical syndroms! Delayed chemical pneumonits occuring in workers exposed to beryllium compounds. Bull. New Engl. med. Cent. 9, 16 (1947).
— Delayed chemical pneumonitis in workers exposed to beryllium compounds. Amer. Rev. Tuberc. 57, 547 (1948).
— Acute and chronic beryllium poisoning. Nucl. Sci. Abstr. 3, 1 (1949a).
— Toxic effect of beryllium. Trans. Natl. Safety Congr. 18, 23 (1949b).
— Der Charakter und die Ausbreitung von Erkrankungen in der Beryllium-verarbeitenden Industrie. Proc. Roy. Soc. Med. 44, 257 (1951).
—, F.C. BARTTER, and A.E. JAFFIN: Metabolic study of chronic beryllium poisoning treated with ACTH. Arch. Ind. Hyg. Occ. Med. 3, 579 (1951).
— Epidemiology, clinical charakter and treatment of beryllium poisoning; progress report. Arch. Ind. Health 11, 273 (1955a).
— The disability found in persons exposed to certain beryllium compounds. Arch. Ind. Health 12, 174 (1955b).
— Beryllium case registry at Massachusetts General Hospital. Amer. Rev. Tuberc. 72, 129 (1955c).
— Differential diagnosis between beryllium poisoning and sarcoidosis. Amer. Rev. Tuberc. 74, 885 (1956).
— Experience in the United States with proposed safe levels of exposure to toxic beryllium compounds. Proc. of Intern. Symp. on Max. Allowable Concentration of toxic Substances in Industry, 1959, p. 33.
— Medical control of beryllium. Arch. Ind. Health 19, 203 (1959).
— Beryllium disease: A continuing diagnostic problem. J. Md. Sci. 242, 150 (1961).
— Reaction to toxic beryllium compounds: Terminology. J. occup. Med. 4, 532 (1962).
HASTERLIK, R.J.: Beryllium poisoning. Phys. Today 2, 14 (1949).
— Case of beryllium poisoning from atomic energy development. Arch. Ind. Hyg. Occ. Med. 3, 547 (1951).
HAZARD, J.B.: Pathologic changes of beryllium disease. The acute disease. Arch. Ind. Health 19, 179 (1959).
HELWIG, E.B.: Chemical (beryllium) granulomas of skin. Milit. Surg. 109, 540 (1951).
HIGGINS, A.L.: Pulmonary sarcoidosis. Conn. Med. J. 11, 330 (1947).
HOLLAND jr., A.H.: Beryllium poisoning. Am. Ceram. Soc. Bull. 28, 380 (1949).
HOWLAND, J.W.: Berylliosis. Amer. industr. Hyg. Ass. Quart. 13, 61 (1952).
HUDSON, H.H.: Symposium on dynamics of industrial hygiene. Maximum allowable concentrations. Arch. Ind. Hyg. Occ. Med. 3, 161 (1951).
HULA, M., F. HUZE, L. LUKESOVA, J. SYKORA, and Z. SOUSTEK. Special type of skin allergy after beryllium bronze. Prokooni Lekarstoi 13, 497 (1961).
HUNTER, D.: Berylliosis. Arch. Belges Med. Sociale, Hyg., Med. Travail Med. Legale 8, 433 (1950a).
— Toxicology of some metals and their compounds used in industry. Brit. med. Bull. 7, 5 (1950b).
— Poisoning by the newer metals: Beryllium, cadmium, osmium and vanadium. Arch. Hig. Rada 1, 113 (1950c).
— Industrial toxicology: Beryllium. J. Pharm. Pharmacol. 5, 145 (1953).
HYATT, E.C., u. M.F. MILLIGAN: Erfahrungen mit ungewöhnlichen Materialien und Arbeitsweisen. Amer. industr. Hyg. Ass. Quart. 14, 289 (1953).

HYSLOP, F., E.D. PALMES, W.C. ALFORD, A.R. MONACO, and L.T. FAIRHALL: Toxicity of beryllium. Natl. Health Bull. 181, 1 (1943).
INKLEY, S.R., E.M. KLINE, and W.H. PRITCHARD: Improvement of pulmonary administration of ACTH in chronic beryllium poisoning. J. Lab. clin. Med. 36, 840 (1950).
ISRAEL, H.: The changing pattern of pulmonary disease. Postgrad. Med. J. 13, 92 (1953).
—, and M. SONES: The differentiation of sarcoidosis and beryllium disease. Arch. Ind. Health 19, 160 (1959).
JORDAN, J.W., and C.S. DARKE: Chronic beryllium poisoning. Thorax 13, 69 (1958).
JUNGK, G.: Gefährdung durch Beryllium in Leuchtröhren. Ein Beitrag zum Berylliumschaden. Münch. med. Wschr. 98, 83 (1956).
KASCH, J.W.: Berylliosis. Case report. Stanf. med. Bull. 10, 195 (1952).
KAY, K.: Health effects associated with beryllium. A Literature Rev. Ind. Hyg. Newsletter, U.S. Public Health Service 9, 12 (1949).
KAZANJIAN, V.H., and A.T. JOSEPH: Beryllium granuloma of nose. Plast. reconstr. Surg. 6, 156 (1950).
KENNEDY, B.J., J.A.P. PARE, K.K. PUMP, J.C. BECK, L.G. JOHNSON, N.B. EPSTEIN, E.H. VENNING, and J.S.L. BROWNE: The effect of ACTH on beryllium granulomatosis. Amer. J. Med. 10, 134 (1951).
— — —, and R.L. STANFORD: The effect of ACTH on beryllium granulomatosis. A preliminary report. Canad. med. Ass. J. 62, 426 (1950).
KLEMPERER, F.W.: Current research problem concerning pulmonary granulomatosis in beryllium workers. Arch. Ind. Hyg. Occ. Med. 3, 625 (1951).
KLINE, E.M., S.R. INKLEY, and W.H. FRITCHARD: Five cases from the fluorescent lamb industry. Treatment of chronic beryllium poisoning with ACTH and cortisone. Arch. Ind. Hyg. Occ. Med. 3, 549 (1951).
—, and T.W. MOIR: Long-term experience with beryllium disease. Arch. Ind. Health 19, 104 (1959).
KRESS, J.E., and K.R. CRISPELL: Chemical pneumonitis in men working with fluorescent powder containing beryllium. Guthrie Clin. Bull. (Sayre) 13, 91 (1944).
LACHNIT, V.: Berylliose. Z. Ges. Inn. Med. Ihre Grenzgebiete 34, 139 (1953).
LARGE jr., H.L.: Cutaneous beryllium granuloma. Sth. med. J. (Bgham, Ala.) 44, 36 (1951).
LAWRENCE, E.O.: A study of beryllium exposures at a high explosive assembly test facility. Univ. Calif. UCRL 6166 (1961).
LECLERCQ, R.: Cutaneous granulomas due to beryllium. Ann. Der. Syph. (Paris) 78, 589 (1951).
LEDERER, H., and J. SAVAGE: Berylliumgranuloma of the skin. Brit. J. Ind. Med. 11, 45 (1945).
LEHMANN, H.: Durch Beryllium-haltige Fremdkörper ausgelöste Granulome vom Aufbau des Morbus Boeck. Hautarzt 7, 173 (1956).
LEIFER, W., u. H. SILVER: Berylliumgranulom in Ulcerationen an den Fingern; schnelle Besserung mit Cortisonsalbe. Arch. Derm. Syph (Berlin) 67, 523 (1953).
LIEBEN, J., u. A.J. JACKSON: Berylliumoxid-Vergiftung. Ind. Med. Surg. 22, 507 (1953).
— Berylliosis in Connecticut. Conn. Hlth. Bull. 68, 344 (1954).
—, and F. METZNER: Epidemiological findings associated with beryllium extraktion. Amer. ind. Hyg. Ass. J. 20, 494 (1959).
— Community cases of berylliosis. Air Eng. 3, 30 (1961).
—, and V.M. VOUGHT: Quantitative beryllium studies in postmortem lungs. Arch. environm. Hlth. 7, 183 (1963).
—, J.A.DATTOLI, and H.L. ISRAEL: Probable berylliosis from beryllium alloys. Arch. environm. Hlth. 9, 473 (1964).
LIPSCHÜTZ, J.I.: Beryllium-Granulom in der Haut. S. Afr. med. J. 25, 509 (1951).
MACHLE, W., E.C. BEYER, and H. TERBROCK: Berylliosis: Observations and report of a clinical study of 60 cases of the chronic disease. Proc. Intern. Congr. Ind. Med. gth London (1948a).
— —, and F. GREGORIUS: Berylliosis; acute pneumonitis and pulmonary granulomatosis of beryllium workers. Occup. Med. 5, 671 (1948b).
MAC MAHON, H.E., and H.G. OLKEN: Chronic pulmonary berylliosis in workers using fluorescent powder containing beryllium. Arch. Ind. Hyg. Occ. Med. 1, 195 (1950).
MANLEY, H.: Beryllium intoxication. Mine and Quarry Eng. 15, 318 (1949).
MARTLAND, H.L., H.A. BRODKIN, and H.L. MARTLAND, jr.: Occupational beryllium poisoning in New Jersey. J. med. Soc. N. J. 45, 5 (1948).
MC CLEMENT, J.H.: Information gaine in protherapy and posttherepy pulmonary function studies. Arch. Ind. Hyg. Occ. Med. 3, 599 (1951).
MC CALLUM, R.J., J.RANNIE, and C.VERITY: Chronic pulmonary berylliosis in a female chemist. Brit. J. industr. Med. 18, 133 (1961).
MELNIKOV, V.V.: Toxikologie von Berylliumoxid. Pharmacol. Toxicol. 21, 73 (1958).

MENESINI, G.: Biological action of beryllium carbonate. Rass. med. Ind. **8**, 317 (1938).

METZNER, F.M., and J. LIEBEN: Respiratory disease associated with beryllium refining and alloy fabrication. Proc. Intern. Congr. Occupational Health, 13th, N. Y. 1960, 316 (1961).

MEYER, A., and D. BRILLE: Clinical and physicopathological studies on respiratory manifestation observed in workers exposed to beryllium Se. Hôp. Paris **25**, 3229 (1949).

MEYER, H.E.: Über Beryllium-Erkrankungen der Lunge. Beitr. Klin. Tuberk. **98**, 388 (1942).

MIDANA, A., u. D.: Die Hautmanifestierung des Berylliums. Min. derm. tox. **27**, 41 (1952).

MIERZECKI, H.: Dermatitis papulo-pustulosa beryllica. Przegl. derm., **3**, 210 (1953).

MITCHELL, R.N., and E.C. HYATT: Beryllium: Hazard evaluation and control covering a five year study. Amer. industr. Hyg. Ass. Quart. **18**, 207 (1957).

MOGILEVSKAYA, O.Y.: The action of dust formed in the production of fluorescent lamps. Gig. i Sanit. Nr. 4 (1954).

MOMONSE, T., S. KOIKE, A. SAKAMOTO, T. SHIRAISHI, E. YOKOYAMA, M. MURAO, and T. NEGISHI: Impaired pulmonary function in acute beryllium poisoning. Abstr. in Amer. Rev. Respirat. Disorders **81**, 285 (1960).

MOOD, E.W., C.C. CLARKE, u. A. GELPERIN: Zunehmende Gefährdung durch neuere Metalle. Neuere Probleme für ärztliche Behandlung und Überwachung im Betrieb. Aust. J. Pharm. **32**, 1386 (1951).

NACHTWEY, R.A., M.B. DOCKERTY, and C.H. HODGSON: Berylliosis; briefreport of a case with pulmonary, digital and axillary node involvement. Minn. Med. **33**, 904 (1950).

NARDI DE, J.M., H.S. VAN ORDSTRAND, and M.G. CARMODY: Chronic pulmonary granulomatosis; 10 cases. Amer. J. Med. **7**, 345 (1949).

— — — Acute dermatitis and penumonitis in beryllium workers. A review of 406 cases in an 8-year period with follow-up on recoveries. Ohio St. med. J. **45**, 567 (1949).

— Chronic pulmonary interstitiel granulomatosis. Preliminary report on two patients treated with ACTH. Arch Ind. Hyg. Occ. Med. **3**, 543 (1951).

—, H.S., VAN ORDSTRAND, and G.H. CURTIS: Beryllium-poisoning from 1940—1951. Cleveland Clin. Quart. **19**, 171 (1952).

— — —, and J. ZIELINSKI: Berylliosis. Summery and survey of all clinical types observed in a twelfe year period, Arch. Ind. Health 8, 1 (1953).

— Long-term experience with beryllium disease. Arch. Ind. Health **19**, 110 (1959).

NASH, P., R.S. GRIER, and D.G. FREIMAN: Granulomatous skin lesions produced by beryllium compounds. Proc. Intern. Congr. Ind. Med., 9th London, 1948, p. 366 (1949).

NEAVE, H.J., S.B. FRANK, and J.A. TOLMACH: Cutaneous granuloma following laceration by fluorescent light bulbs. Arch. Derm. Syph. (Chic.) 61, 401 (1950).

NICHOLL, A.D., and R. DOMINQUEZ: Cutaneous granulomata from accidental contamination with beryllium phosphors from fluorescent light bulbs. J. Amer. med. Ass. **140**, 855 (1949).

NIEMÖLLER, H.: Über Berylliumschädigungen. Dtsch. med. Wschr. **74**, 652 (1949).

NIEMÖLLER, H.K.: Über den Beryllium-Hauttest nach Curtis und seine Modifikation. Int. Arch. Gewerbepathol. Gewerbehyg. **19**, 27 (1962).

— Spätcarcinome durch Berylliumaerosole beim Menschen. Int. Arch. Gewerbepathol. Gewerbehyg. **20**, 180 (1963).

NORRIS, G.F., and M.C. PEARD: Berylliosis: Report of two cases, with special reference to the patch test. Brit. med. J. 1963 I. 378.

ORDSTRAND VAN, H.S., R. HUGHES, and M.G. CARMODY: Chemical pneumonia in workers extracting beryllium oxide. Cleveland Clin. Quart. **10**, 10 (1943).

— —, J.M. DE NARDI, and M.G. CARMODY: Beryllium poisoning. J. Amer. med. Ass. **129**, 1084 (1945).

—, and E.W. NETHERTON: Beryllium skin granulomas from broken fluorescent tube. Report of a case. Cleveland Clin. Quart. **17**, 34 (1950).

— —, and R.W. SCHNEIDER: Chronic beryllium poisoning. Cleveland Clin.Quart.**18**,48(1951).

— Laufende Beobachtungen von Beryllium-Vergiftungen. Ann. Internal Med. **35**, 1203 (1951a).

— Choice of Drugs and Dosis. Arch. Ind. Hyg. Occ. Med. **3**, 583 (1951b).

— Berylliosis. A real but preventable industrial disease. Arch. Ind. Hyg. Occ. Med. **10**, 232 (1954).

— Diagnosis of beryllium disease. Arch. Ind. Health **19**, 157 (1959).

ORMSBY, O., and M.H. Bert: Beryllium granuloma. Arch. Derm. Syph. (Chic.) **62**, 744 (1950).

PAMELEE, C.S.: Giftigkeit von Beryllium: Sewage Ind. Wastes **25**, 1424 (1953).

PASCUCCI, L.M.: Pulmonary disease in workers exposed to beryllium compounds. Radiology **50**, 23 (1948).

PATERNI, L.: Berylliosis, pathology, clinic prevention and therapy. Fel. Med. **36**, 197 (1953).

PELNAR, P.: Delayed chemical pneumonits occuring in workers exposed to beryllium compounds. Gas. Lék. Res. **87**, 349 (1948).

PERRY, K.M.A.: Diesease of the lung resulting from occupational dusts other than silicia. Thorax **2**, 91 (1947).

PETERSEN, S.E.: Cutaneous lesions by beryllium. Ugeskr. æg **112**, 1749 (1950).

PLYTON, M.F., and J. WORCESTER: Exposure data and epidemiology of the beryllium case registry — 1958. Arch. Ind. Health **19**, 94 (1959).

PHILBROCK, F.A.: Beryllium poisoning. School Sci. Rev. **31**, 263 (1950).

PINTO, N.P.: Control of atmospheric beryllium. Metal Progr. **57**, 345 (1950).

POLEMANN, G., u. G. JOHN: Über die Toxizität des Berylliums und seiner Verbindungen. Zentr. Arbeitsmed. Arbeitsschutzm. **3**, 168, (1953).

— — Beryllium und seine Toxikologie. Berufsdermatosen, **2**, 179 (1954).

POLICARD, A., H. REY, L. ROCHE, and T. SIMEON: Poisoning of lungs. Anatomicopathologic and biochemical studies of a case. J. franc. Méd. Chir. thor. **4**, 39 (1950).

—, and L. ROCHE: Pneumopathies due to beryllium compounds. Arch. Mal. prof. **11**, 145 (1950).

— Pathogenesis of beryllium pneumopathies. Arch. Mal. prof. **13**, 5 (1952a).

— Beryllium granulomatosis. Med. Lavoro **43**, 66 (1952b).

POMERANZ, R., and H.A. BRODKIN: Berylliosis and silicosis. J. int. Coll. Surg. **15**, 633 (1951).

PROLUX, L.J.: Engineering control of an industrial beryllium exposure. Ind. Hyg. Newsletter, U.S. Public Health Service **9**, 8 (1948).

PYRE, J., and W.H. CATWAY jr.: Beryllium granulomatosis alias military sarcoid, Salem sarcoid, military sarcoidosis, chronic beryllium poisoning or delayed chemical pneumonitis. A discription and report. Ariz. Med. **4**, 21 (1947).

RAVAULT, P., L. ROCHE, P. FRAISSE, and H. FRAISSE: Occupational pneumopathia due to inhalation of beryllium salts. J. Méd. Lyon **29**, 439 (1948).

REYNOLDS, P.W.: Beryllium disease from the ceramic industry. Arch. Ind. Hyg. Occ. Med. **3**, 575 (1951).

RIZZUTI, A.B.: Beryllium granulomas of anterior occular structures. N.Y. med. J. **51**, 1065 (1951).

ROBBINS, J.J., u. W.L. LYONS: Berylliumgranulomatosis. Bericht über einen mit Cortison behandelten Fall. Ann. Internal Med. **38**, 120 (1953).

ROBERT, A.G.: A consideration of the roentgen diagnosis of chronic pulmonary granulomatosis of beryllium workers. Amer. J. Roentgenol. **63**, 467 (1950).

ROCHE, L., F. TOLOT, and A. POMMIER: Acute pneumonitis due beryllium and cortison therapy. Arch. Mal. prof. **12**, 634 (1951).

ROGERS, W.M.: Chronic beryllium poisoning treated with corticotrophin. Lancet **273**, 267 (1957).

RONCORONI, A.J., T. CAPRIS, P. ARAMENDIA, A. ROS u. O.C. CROXATTO: Lungenberylliose. Klinisch funktionelle und anatomische Untersuchungen bei einem Fall. Pren. méd. argent. **42**, 3764 (1955).

ROYSTON, G.R.: Acute pneumonitis in beryllium workers. Brit. med. J. **I**, 1030 (1949).

— Acute pneumonits in beryllium worker. Practitioner **164**, 391 (1950).

— Die medizinische Bedeutung des Berylliums. Odontoiaatría (Madr.) **8**, 568 (1951).

RUTHERFORD, T., and M.B. JOHNSTONE: Beryllium: poison or non-poison? Ind. Med. Surg. **23**, 557 (1954).

SACHS, F.L., and K.D. BALLENTINE: Toxicology of beryllium. Index No. Y 975 Contract No. W-7405-eng-26. 17. 7. 1953.

SAMITZ, M.H.: Some of the newer irritants introduced in industry since the war. Compensat. Med. **5**, 3 (1953).

SANDER, O.A.: The chronic disease in neon tube workers. Pneumoconiosis, Ed. A.J. VORWALD. New York: P.B. Hoeker, Inc. 1950.

— Chronic berylliosis in the neon sighn industry. Arch. Ind. Hyg. Occ. Med. **3**, 565 (1951).

SCHEPERS, G.W.H.: Neoplasia experimentally induced by beryllium compounds. Progr. Exper. Tumor Research **2**, 203 (1961).

— Chronic berylliosis. Int. Arch. Gewerbepathol. Gewerbehyg. **19**, 1 (1962a).

— The minimal contentof the lung in chronic berylliosis. Dis. Chest **42**, 600 (1962b).

SCHUBERT, J., and M. WHITE-ROSENTHAL: Chemical Approaches to the treatment of beryllium. Arch. Ind. Health **19**, 169 (1959).

SCHÜRMANN, J.: Folgen einer Hautverletzung durch Splitter einer Fluoreszenzröhre. Praxis **39**, 151 (1950).

SCHÜRMANN, D.: Zwei Beryllium-Todesfälle und ihre Lehren. Zentr. Arbeitsmed. Arbeitsschutz **10**, 139 (1960).

SCHWARTZ, A., S.D. HARVEY u. D.J. STONE: Beryllium-Granulomatose der Lungen. Beobachtungen zweier Patienten über 4 Jahre. Amer. Rev. Tuberc. **74**, 533 (1956).

SCHWEISHEIMER, W.: Hazards of beryllium. Canad. Machinery **60**, 73 (1949).

— Giftige Metalle verursachen neue Berufskrankheitsprobleme. Iron Age **168**, 159 (1951).

SEELER, A.O.: Treatment of chronic beryllium poisoning. Arch. Ind. Health **19**, 164 (1959).

SHILEN, J., A. E. GALLOWAY, and J. F. MELLOR jr.: Beryllium oxide from beryl-health hazards incident to extraction. Ind. Med. Surg. **13**, 464 (1944).

—, F. B. KOPPENHAVEN, J. G. CLELAND, L. R. LUTZ, and V. M. VOUGHT: Beryllium extraction, reduction and alloy fabrication. An engeneering study covering ten years experience. Ind. Med. Surg. **23**, 291 (1954).

SHOCK, C. F.: Beryllium poisoning. Bull. U.S. Army med. Dep. **9**, 89 (1949).

SHORTEN, E. A., and H. K. GIFFEN: Delayed subcutaneous beryllium granuloma following cuts by fluorescent lamps. Arch. Surg. **60**, 783 (1950).

SILL, C. W., and C. P. WILLIS: Fluorimetric determination of submicron quantities of beryllium. Anal. Chem. **31**, 598 (1959).

SILSON, J. E., L. P. BENJAMIN, and S. C. WILSON: The Use of Beryllium in New York State. Ann. Ind. Hyg. Quart. **10**, 45 (1949).

SILVERMAN, S. B., and C. C. ERICSON: Subcutaneous beryllium granuloma caused by fluorescent light tubes. Arch. Path. **50**, 63 (1950).

SILVERMAN, L.: Control of neighborhood contamination near beryllium plants. Arch. Ind. Health **19**, 254 (1959).

SITA-LUNDEN, E. G.: Chronic beryllium poisoning (two cases) Proc. Roy. Soc. Med. **52**, 1045 (1959).

SKINNER, J. B.: Newer occupational diseases. New. Engl. J. Med. **243**, 482 (1950).

SLAVIN, P.: Diffuse pulmonary granulomatosis in young women following exposure beryllium compounds in the manufacture of radio tubes. Amer. Rev. Tuberc. **60**, 755 (1949).

— Diffuse pulmonary granulomatosis in young women following exposure to beryllium compounds in the manufacture of radiotubes. Further observations and report of nine additional cases. Amer. Rev. Tuberc. **65**, 142 (1952).

SNEDDON, J. B.: Berylliosis. A case report. Brit. med. J. 1955, I, 1448a.

— Berylliosis. Proc. Roy. Soc. Med. **48**, 175 (1955b).

— Beryllium disease. Postgrad. Med. J. **34**, 262 (1958).

SPRAGUE, H. B., and H. L. HARDY: An usual case of joint pains and fever. Berylliosis and pulmonary hypertension mistaken for rheumatic fever Circulation **10**, 129 (1954).

STERNER, J. H., and M. EISENBUD: Epidemiology of beryllium intoxication. Arch. Ind. Hyg. Occ. Med. **4**, 123 (1951).

STOCKS, P.: On the relations between atmospheric pollution in urban and rkral localities and mortality from cancer bronchitis and pneumonia with particular reference to 3,4-benzopyrene, beryllium, molybdenium, vanadium and arsenic. Brit. J. Cancer **14**, 397 (1960).

STOKINGER, H. E.: Organic beryllium and vanadium dusts. A Review. Arch. Ind. Health **12**, 675 (1955).

STURTRIDGE, J. W.: Pulmonary granulomatosis of beryllium workers. Canad. med. Ass. J. **75**, 288 (1956).

SUSSMON, V. H., J. LIEBEN, and J. G. CLELAND: An air pollution study of a community surrounding a beryllium plant. Amer. industr. Hyg. Ass. J. **20**, 504 (1959).

TABERSHAW, J. R.: Industrial Hygiene. New Engl. J. Med. **233**, 437 (1945).

—, C. DUSTAN, and L. J. GOLDWATER: J. industr. Hyg. **31**, 227 (1949).

— Industrial medicine. New Engl. J. Med. **240**, 508 (1949).

— Chemically active air pollutants. Armed Forces Chem. J. **5**, 468 (1952).

TALBERT, P. C., and H. D. CAYLOR: Beryllium granuloma of web of thumb following injury. J. int. Coll. Surg. **15**, 222 (1951).

TARA, M. S.: Quelle est l'évolution des pneumoniosis au beryllium? Arch. Mal. prof. **11**, 208 (1950).

—, et Y. DELPLACE: L'évolution d'une pneumoconiose au béryllium? Arch. Mal. prof. **12**, 37 (1951).

TERBROCK, H. E., W. MACHLE, and S. A. WILSON: Berylliosis, acute pneumonitis and pulmonary granulomatosis of beryllium workers. Merck Rep. **61**, 20 (1952).

— Berylliosis, a new disease. Am. J. Nurs. **52**, 599 (1952).

— Beryllium poisoning. Amer. J. Surg. **90**, 120 (1955).

THEODOS, P. A., H. BRIEGER, and R. T. CATHART: Chronic pulmonary berylliosis. J. Amer. med. Ass. **158**, 1428 (1955).

THORN, G. W., P. H. FORSHAM, T. F. FRAWLEY, S. R. HILL, M. ROCHE, D. STACKELIN, and D. L. WILSON: Clinical usefulness of ACTH and cortison. New Engl. J. Med. **242**, 856 (1950).

TITUS, A. C.: Air Contamination during mechaning of beryllium stainless steel. J. industr. Hyg. **30**, 29 (1948).

TRUHAUT, R.: Un nouveau probléme d'hygiène industrielle: Les intoxications par le glucinium ou béryllium. Ann. pharm. franç. **8**, 124 (1950a).

— New problem of industrial hygiene: Beryllium poisoning. Arch. Mal. prof. **11**, 158 (1950b).

VERSTRAETEN, J. M.: Les granulomatoses pulmonaires: sarcoidoses, bérylliose, nuclaire tuberculoses. Acta tuberc. belg. **45**, 584 (1954).

VIGLIANI, E.C.: Health hazards in a beryllium fabricating plant. Proc. Intern. Congr. Ind. Med. 9th London (1948).
— Professional pathology of workers employed in the beryllium production. Rass. Med. Ind. 17, 164 (1948).
VORWALD, A.J.: Beryllium granulomatosis in workers. Occup. Med. 5, 684 (1948).
— Pneumoconiosis: Beryllium, Bauxite, Fumes, Compensation. New York: Paul B. Joeber-Verlag 1950.
WAKSMAN, B.H.: The diagnosis of beryllium disease, with spezial reference to the tatch test. Arch. Ind. Health 19, 154 (1959).
WALES, W.P., and G.R. MACDONALD: Cutaneous berylliosis. Treat. Serv. Bull. 6, 420 (1951).
WARREN, J.J., and C.S. DARKE: Chronic beryllium poisoning. Thorax 13, 69 (1958).
WATERHOUSE, C., E.H. KEITMANN, J.W. HOWLAND, and R.A. BRUCE: Metabolic and cardio respiratory studies on patients with beryllium granulomatosis. Univ. Rochester AEC Project UR-101 (1949).
WILLIAMS, O.R.: Significant aspects of exposure to beryllium compounds in industry. Occup. Med. 4, 104 (1947).
WILLIAMS, W.J.: A histological study of the lungs in 52 cases of chronic beryllium disease. Brit. J. industr. Med. 15, 84 (1958).
WILLIAMS, C.R.: Evaluation of exposure data in the beryllium registry. Their relation to present maximum allowable concentrations. Arch. Ind. Health 19, 263 (1959).
WILLIAMS, J.F., and R.G. GARMON: Beryllium in cigaret tabacco. Tabacco Sci. 5, 25 (publiziert in Tabacco 153, 20 (1961).
WILSON, S.A.: Delayed chemical pneumonitis of diffuse granulomatosis of lung. Radiology 50, 770 (1948).
— Berylliosis. Rhode Island Med. J. 31, 719 (1948).
— Roentgenologic manifestation of pulmonary changes due to exposure to beryllium compounds. Occup. Med. 5, 690 (1948).
— Delayed chemical pneumonitis or diffuse granulomatosis of the lungs due to beryllium. Radiology 50, 770 (1948).
WOOD, C.H., K.P. BALL, and N.D. TEARE: A case of beryllium disease. Brit. J. Ind. Med. 15, 209 (1958).
WRIGHT, G.W.: Chronic pulmonary granulomatosis of beryllium workers. Trans. Amer. clin. climat. Ass. 61, 166 (1950).
— Interpretation of results of ACTH and cortisone Therapy in chronic poisoning: data obtaines by pretherapy and posttherapy studies of pulmonary function. Arch. Ind. Hyg. Toxicol. 3, 617 (1951).
WURM, H., u. H. RUGER: Beryllium-Staub-Pneumonie. Beitr. Klin. Tuberk. 98, 388 (1942).
ZAMAKHOOSKAYA, E.M., B.J. MARTSINKOVSKII u. E.E. SYROECKKOVSKII: Über die Frage der Wirkung von Berylliumfluorid auf den Organismus. Gigiena Truda i Tekh. Bezopasnosti 2, 23 (1934).
ZIELINSKI, J.F.: Direct rhedical controls in the beryllium industry. Arch. Ind. Health 19, 200 (1959).
— Seven year experience summaries of beryllium air pollution in a modern alloy foundry. Proc. Intern. Congr. Occupational Health 13th N. Y. 1960 592 (1961).

C. Industrielle, hygienische Betrachtungen

AKIYAMA, T.: Chemical analyses of beryllium. XVI. Separation of beryllium from aluminium and iron by means of ammonium carbonate and basic acetate. Japan Analyst 4, 417 (1955).
ALDRIDGE, W.N., and H.F. LIDDELL: Microdetection of beryllium with particular reference to its determination in biological materials. Analyst 73, 407 (1948).
ANDREEVA, O.S.: Industrielle Hygiene bei Arbeiten mit metallischem Beryllium. Gig. i Sanit. 24, 81 (1951).
ARCH, A., and R.C. YOUNG: Inorganic synthesis Vol II, W. C. Fernelius p. 17, New York 1946.
BARNES, E.C., W.E. PIROS, T.C. BRYSON, and G.W. WEINER: Spectrochemical determination of beryllium in microquantities. Anal. Chem. 21, 1281 (1949).
BIRKS, F.T.: The spectrografic estimation of submicrogram quantities of beryllium by the cathode-layer technique. Spectrochim. Acta Suppl. 1957 7, 231 (1955).
BLEAHINSKII, S.V., and V.F. ABRAMOVA: The quantitative determination of beryllium by the use of radioactive iron. Izv. Akad. Nauk SSSR, 1955, 37.
BOLOMEY, R.A., and L. WISH: Themoyltrifluoroacetone as a complexing agent for the isolation and purification of carrier-free radioberyllium. J. Amer. chem. Soc. 72, 4483 (1950).
BONNEAU, F.: Schutz von mit Berylliumoxid arbeitenden Personen Compt. rend. Journee Etude Protect. contre Dangers Beryllium, Gif-sur-Yvette, France 99 (1961).

BRASH, M.P.: Spectrographic analysis of air samples for beryllium contamination. Areo. Corp., RAD-RT-59-8 (1959).
— Spectrographic analysis of air samples for beryllium contamination. Appl. Spectry. 14, 43 (1960).
BRESLIN, A.J., and W.B. HARRIS: Health protection in beryllium facilities, summary of ten years of experience. US AEC Report, N.Y. Operation office, HASL-36 (1958).
BREWER, P.I.: Determination of beryllium in beryl by means of ethylenediaminetetraacetic acid. Analyst 77, 539 (1952).
CAMPBELL, R.O.: A study of beryllium exposures at a high explosive assembly test facility. Am. industr. Hyg. Ass. J. 22, 385 (1961).
CARVALHO, R.G., and M. LEDERER: Paper chromatography of inorganic ions. XII. The separation of beryllium, germanium, indium and gadolinium. Anal. Chim. Acta 13, 437 (1955).
CHAMBERLIN, R.J.: The control of beryllium machining operations. Arch. Ind. Health 19, 231 (1959).
CHOLAK, J., and D.M. HUBBARD: Spectrographic determination of beryllium in biological material and in air. Anal. Chem. 20, 73 (1948).
— — Beryllium analysis in biological and related materials. Amer. industr. Hyg. Ass. Quart. 13, 125 (1952).
— The analysis of traces of beryllium. Arch. Ind. Health 19, 205 (1959).
CHURCHILL, W.L., and A.H.C.F. GILLIESON: A direct spectrographic method for the monitoring of air for minute amounts of beryllium and compounds. Spectrochim. Acta, Su 5, 238 (1952).
COHEN, J.J.: Methods of handling and laundering beryllium-contaminated garments. Amer. industr. Hyg. Ass. J. 24, 576 (1963).
CROSSLEY, F.B.: Some problems in the large scale handling of beryllium. Am. Occ. Hyg. 6, 89 (1963).
— Health physics control in processing beryllium. Inst. Metals, Monograph. Rpt. Ser. No. 28, 665 (1963).
CUCCI, M.W., W.F. NEUMAN, and B.J. MALRYAN: Quantitative study of reaction between beryllium and quinizarin-2-sulfonic acid. Anal. Chem. 21, 1358 (1949).
DENZ, F.A.: The histochemical detection of beryllium. Quart. J. micr. Sci. 90, 317 (1949).
DONALDSON, H.M.: Problems in the control of operations in a beryllium processing plant. Arch. Ind. Health. 19, 221 (1959).
—, R.A. HISER, and C.W. SCHWENZFEIER: Realistic air sampling of beryllium production facilities. Amer. industr. Hyg. Ass. J. 25, 60 (1964).
ELLENBURG, J.Y., and L.E. OWEN: Spectrochemical analysis of beryllium in biological tissue. Arch. Ind. Hyg. Occ. Med. 7, 503 (1953).
EPSTEIN, A.: Problems in the safe operation of certain beryllium using processes. Arch. Ind. Health 19, 225 (1959).
EVERETT, R.J., and R.V. MILLS: Control of beryllium fire hazards in a fire test series. Amer. industr. Hyg. Ass. J. 24, 484 (1963).
FITZGERALD, J.J.: A rapid and sensitive method of monitoring beryllium aerosols. Arch. Ind. Health 15, 68 (1957).
GORDON, H.T., and C.A. HEWEL: Paper chromatography af alkali and alkaline earth cations. Anal. Chem. 27, 1471 (1955).
HARDY, H.L.: Medical control of beryllium. Arch. Ind. Health 19, 203 (1959).
— Experience in the United States with proposed safe levels of exposure to toxis beryllium compounds. Proc. of Intern. Symposium on Max. Allowalbe Concentrations of toxic Substances in Industry 1959.
HARLEY, J.H.: The determination of beryllium in biological material Univ. Calif. WASH.-736. 27. 9. 57.
HARRIS, W.B.: Statistical analysis of beryllium concentration. Proc. Intern. Congr. Occupational Health, 13th, N. Y. 1960 466 (1961).
HISER, R.A., H.M. DONALDSON, and C.W. SCHWENZFEIER: A rapid analytical Methode for the determination of beryllium in air samples. Amer. industr. Hyg. Ass. J. 22, 280 (1961).
HYATT, E.C., H.F. SCHULTE, R.N. MITCHELL, and E.P. LANGMAN: Beryllium: Hazard evaluation and control in research and development operations. Arch. Ind. Health 19, 211 (1959).
HYGIENE GUIDE SERIES: Beryllium and its compounds. Amer. industr. Hyg. Ass. Quart. 17, 345 (1956).
KAUFMAN, A.R.: Uses of beryllium and its compounds. Arch. Ind. Health 19, 91 (1959).
KAZANTZIS, G.: Beryllium disease in Britain, with particulary references to an investigation in a nonferrons foundry. Proc. Intern. Congr. Occupational Health, 13th, N.Y. 1960 290.
KLEMPERER, F.W., and H.P. MARTIN: Determination of trace of beryllium in biological material. Anal. Chem. 22, 828 (1950).

Kosel, G.E., and W.P. Neuman: Color reaction between beryllium and aurin tricarboxylic acid. Anal. Chem. 22, 936 (1950).
Laitinen, H.A., and U.P. Kivalo: Fluorimetric determination of traces of beryllium. Anal. Chem. 24, 1467 (1952).
Landis, F.P., and M.C. Coons: A rapid spectrographic method for the determination of beryllium in air dust. Appl. Spectry. 8, 71 (1954).
Lawrence, E.O.: A study of beryllium exposures at a high explosive assembly test facility. Univ. Calif. UCRL 6166 (1961).
Lennox, D., and M.E. Cambbell: Photometric determination of beryllium in beryllium-copper alloys. Anal. Chem. 24, 1065 (1952).
Lindeken, C.L., and O.L. Meadors: The control of beryllium hazards. Arch. industr. Hyg. 21, 245 (1960).
Lieben, J., and V.M. Vought: Quantitative beryllium studies in postmor ten lungs. Arch. environm. Hlth 7, 183 (1963).
Luke, C.L., and M.E. Cambbell: Photometric determination of beryllium Arch. Ind. Hyg. Occ. Med. 8, 359 (1959).
Magee, R.J., and J.B. Headridge: Separation of group IIA elements of the periodic table by paper chromatography. Analyst 80, 785 (1955).
Motojima, K.: Spectrophotometric determination of micro quantities of beryllium with 8-hydroxyquinaline. Bull. Chem. Soc. Japan 29, 71 (1956).
Orsay, L.: Determination of beryllium in the atmosphere. Compt. rend. Journee Etude Protect. contre Dangers Beryllium, Gif-sur-Yvette, France 1961.
Owen, L.E., J.C. Delaney, and C.M. Neff: Spektrochemical analysis of air-borne dust for beryllium. Ind. Hyg. Quart. 12, 112 (1951).
Peterson, G., G. Welford, and J. Harley: Spectrographic determination of beryllium in air dust samples. Anal. Chem. 22, 507 (1950).
— — — Spectrographic micordetermination of beryllium in air dust samples. Anal. Chem. 22, 1197 (1950).
Pickup, R.: A chemical test for distinguishing beryl from Quarz and Feldspat. Colonial Geol. Mineral Resources (Gt. Brit.), Suppl. Ser. Bull. Suppl. 2, 129 (1941).
Rao, C.L., and J. Shankar: Separation of beryllium from aluminium and iron by paper strip chromatography. Anal. Chim. Acta. 8, 491 (1953).
Rozsa, J.T., J. Stone, and J.D. Golland: Health physics application for spectrography monitoring for beryllium in air. Develop. Appl. Spectry 3, 243 (1963).
Sandt Van, W.A., V.C. Santomassino, R.P. Rumble, and O.M. Barlow: Direct reading beryllium spectrograph. Amer. industr. Hyg. Ass. J. 23, 203 (1962).
Sill, C.W., and C.P. Willis: Fluorimetric determination of submicron quantities of beryllöium. Anal. Chem. 31, 598 (1959).
Silverman, L.: Control of neighborhoad contamination near berylliumusing plants. Arch. Ind. Health 19, 254 (1959).
Smith, R.G., A.J. Boyle, W.G. Frederick, and B. Zack: Spectrographic determination of beryllium in urine and air. Anal. Chem. 24, 406 (1952).
Soudam, G.: Methods of determination of beryllium in the air by ultraviolet spectroscopy. Compt. rend. Journee Etude Protect contre Dangers Beryllium, Gif-sur-Yvette 1961.
Steadman, L.T.: Spectrochemical determination of beryllium. Univ. Rochester AEC Rpt. UR-18 (1948).
Stocks, P.: On the relations between atmospheric pollution urban and rural localities and mortality from cancer, bronchitis and pneumonia, with particular reference to 3,4-benzopyrene, beryllium, molybdänum, vanadium and arsenic. Brit. J. Cancer. 14, 397 (1960).
Sunderasan, M., and M. Sanker Das: An indirect colorimetric method for the determination of beryllioium. Analyst 80, 697 (1955).
Sussmon, V.H., J. Liebwn, and J.G. Cleland: An air pollution study of a community surrounding a beryllium plant. Amer. industr. Hyg. Ass. J. 20, 504 (1959).
Toribara, T.Y., and A.L. Underwood: Preparation of alkannin and naphthazarin. Anal. Chem. 21, 1352 (1949).
—, and P.S. Chen jr.: Separation of beryllium from biological material. Anal. Chem. 24, 539 (1952).
—, and R.E. Sherman: Analytical chemistry of micro quantities of beryllium. Anal. Chem. 25, 1594 (1953).
Underwood, A.L., and W.F. Neuman: Color reaction of beryllium with alkannin and naphthazarin. Anal. Chem. 21, 1348 (1949).
—, T.Y. Toribara, and W.F. Neuman: Beryllium complexes with napthazarin and alkannin. J. Amer. chem. Soc. 72, 597 (1950).
Viles, F.J.: Review of control problems in operations using various beryllium compounds. Arch. Ind. Health 19, 239 (1959).

VILES, F.J.: Derivation of accidental exposure data from air samples 13. Intern. Congr. Occ. Health, New York (1960).
VOINAR, A.O.: The contents of trace elements in the liver as determined by spectrochemical emission analysis. Ukr. Biokhim. Zh. 21, 87 (1949).
VOLODKO, L.V., and C.V. PRISTUPA: Determination of trace element of human blood by emission spectral analysis. Vestri Akad. Navuk Belarusk. SSR 107, (1962).
WALKLEY, J.: A study of the Morin Method for determination of beryllium in air samples. Amer. industr. Hyg. Ass. J. 20, 241 (1959).
WATTS, S.R., F.X. WALSH, and V.M. VOUGHT: Analytical experiences with beryllium determination in an comprehensive air pollution study. Amer. industr. Hyg. Ass. J. 20, 500 (1959).
WELFORD, G., and J. HARLEY: Fluorimetric determination of trace amounts of beryllium. Amer. industr. Hyg. Ass. Quart. 13, 232 (1952).
WILLIAMS, C.R.: Evaluation of exposure data in the beryllium registry Their relation to present max. allowable concentrations. Arch. Ind. Health 19, 263 (1959).
ZIELINSKY, J.F.: Direct controls in the beryllium industry. Arch. Ind. Health 19, 200 (1959).
— Seven year experience summaries of beryllium air pollution in a modern alloy foundry. Proc. Intern. Congr. Occupational Health, 13. N.Y. 1960 592 (1961).
ZOLOTHIKIN, V.K.: Detection of beryllium ions. Zh. Analit. Khim. 11, 508 (1956).

Namenverzeichnis

Sachverzeichnis